AF463088

ALBERT d'ANGERS

1906

MAGNÉTISME ET GUÉRISONS

Un franc.

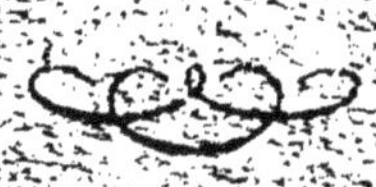

PARIS

DURVILLE, Éditeur.

ALBERT d'ANGERS

1905

MAGNÉTISME ET GUÉRISONS

Un franc.

PARIS
DURVILLE, Éditeur.

*Le Magnétisme guérit les uns
et fait réussir les autres,
tant pis pour ceux qui ne
veulent pas y croire.*

A. d'A.

Magnétisme

et Guérisons

Le Magnétisme guérit les uns
et fait réussir les autres,
tant pis pour ceux qui ne
veulent pas y croire.

A. d'A.

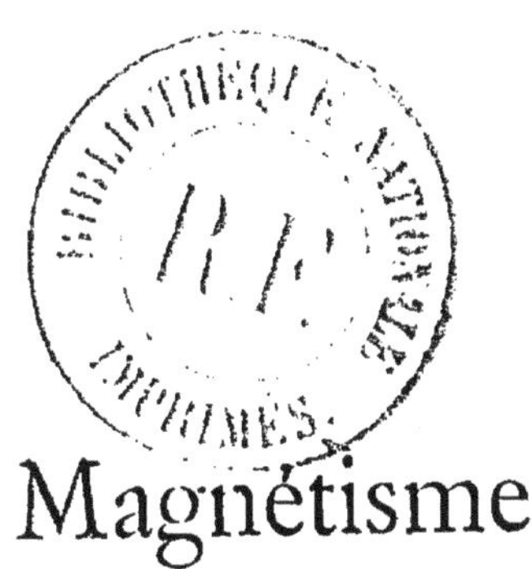

Magnétisme

et Guérisons

AUX INCRÉDULES

Vous qui niez le magnétisme,
Incrédules, et qui traitez
Cet art sacré de fanatisme,
C'est, qu'aveugles, vous ignorez
Que l'homme peut, quand il est sage,
Commander même aux éléments,
Par sa volonté, son courage,
Il peut dompter maux et tourments,

Pour acquérir cette puissance,
Il n'est point de nécessité
D'être fort ou dans l'opulence,
Diplômé de la Faculté.
Il faut posséder en son âme
L'amour du bien, la volonté
De guérir celui qui réclame
De vous, aide, joie et santé.

Régulariser les fluides,
Donner au sang force et vigueur,
Chasser toutes humeurs morbides,
C'est le don du magnétiseur.
Pour preuve, enfin, je vous propose
D'essayer sur vous ce pouvoir;
Pour vous convaincre de la chose,
Je vous attends, venez me voir.

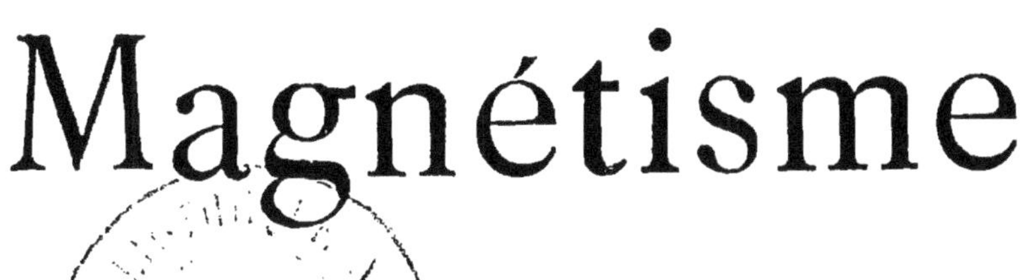

Magnétisme

ET

Guérisons

PAR

ALBERT D'ANGERS

Professeur à l'École de Magnétisme et de Massage de Paris.

PARIS

LIBRAIRIE DU MAGNÉTISME

H. DURVILLE, ÉDITEUR

23, RUE SAINT-MERRI (IVe)

1906

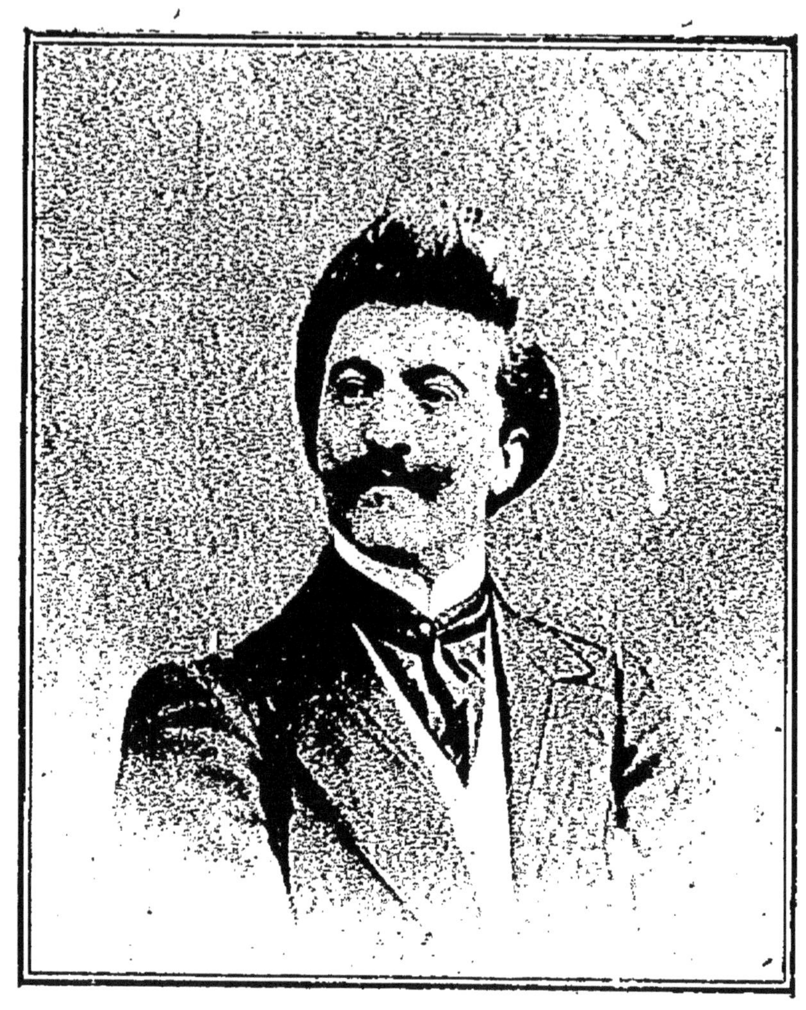

ALBERT D'ANGERS

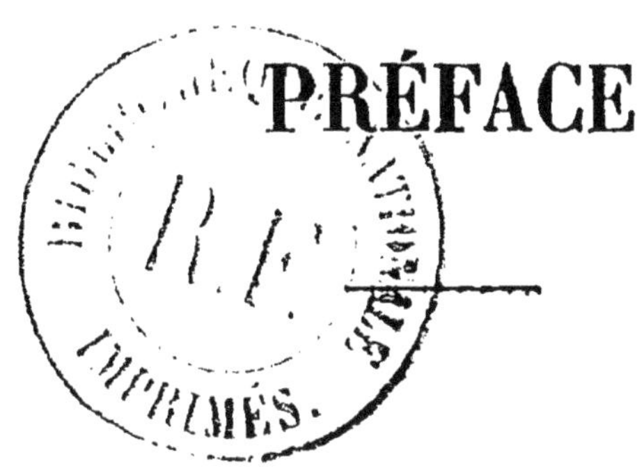

PRÉFACE

Cette nouvelle brochure doit être considérée comme la réédition, revue et considérablement augmentée, de : *La Cure magnétique* (30 pages) qui a été épuisée très rapidement.

Elle s'adresse aux partisans de notre doctrine et tout particulièrement aux malades qui désirent se faire soigner par notre méthode; elle leur donne tous les renseignements qui peuvent les intéresser. Ils y trouveront en peu de mots et dans des termes à la portée de tout le monde ce qui a rapport au traitement.

Pour en faciliter encore davantage la compréhension, je l'ai divisée en 3 parties bien distinctes qui ont chacune leur intérêt particulier.

Dans la première partie il y a une réponse à toutes les questions que l'on peut se poser sur le magnétisme curatif; et pour éviter la confusion chaque question a été séparée et numérotée avec intention.

Ainsi, en prenant au hasard, on verra que le

§ 13 explique pourquoi il n'est pas nécessaire d'avoir confiance pour être guéri par le magnétisme ; pendant que le 37e donne des renseignements sur le traitement par correspondance. Les différentes idées émises dans ce paragraphe sont elles-mêmes séparées et marquées par une lettre placée au commencement.

Il n'est question dans cette brochure que du magnétisme organique et non du magnétisme personnel reposant sur d'autres bases, du ressort de la psychologie.

Le magnétisme dont nous parlons englobe les phénomènes produits par les émanations magnétiques qui agissent sur l'organisme, comme *agent physique*, pendant que le magnétisme personnel comprend un ordre de faits dus à la volonté, à la pensée, agissant comme *agent moral*.

ALBERT.

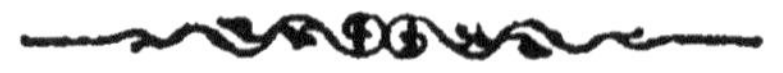

PREMIÈRE PARTIE

CONSIDÉRATIONS
SUR LE MAGNÉTISME CURATIF

1. — L'un des préjugés les plus répandus, est de croire que nous sommes obligés d'endormir les malades pour les soigner. Il ne faut pas confondre le magnétisme curatif avec les expériences de suggestion, de sommeil provoqué. Tous ces phénomènes du domaine de l'hypnotisme, quoique souvent présentés sous la même dénomination, de magnétisme, n'ont qu'une analogie fort restreinte avec notre pratique.

2. — Quant aux expériences de double vue, de transmission de pensée, de somnambulisme, phénomènes qui peuvent être également produits par des procédés hypnotiques et magnétiques, ils sont tout à fait étrangers aux moyens que nous employons dans la thérapeutique. Cet ordre de faits constitue un sujet d'étude et d'expérimentation.

3. — Quoique le mot magnétisme soit impropre à désigner l'action vitale qui se dégage du magnétiseur, nous sommes obligés de nous servir de cette expression admise par les innovateurs de cette science (Mesmer, 1750) et ses

disciples) en attendant qu'on lui applique un terme plus en rapport avec sa nature.

4. — Nous entendons par *magnétisme*, l'action physiologique, inhérente à la nature humaine, dont nous pouvons disposer pour équilibrer notre système nerveux, ou pour rétablir les fonctions organiques, perverties ou troublées par la maladie.

5. — Le magnétisme humain doit être comparé à tous les autres agents de la nature. C'est une force invisible comme l'air, le son, la chaleur, l'électricité; impalpable comme la lumière; et comme tous ces agents le magnétisme ne manisfeste son existence que par les effets qu'il produit sur l'organisme, et par l'impression qu'il laisse sur les plaques photographiques (voir page 26).

6. — On peut admettre que cette action se trouve à l'état latent chez tout le monde, mais les exemples prouvent que certains hommes la possèdent à un si haut degré qu'ils peuvent par son application obtenir *des guérisons* extraordinaires.

7. — La science magnétique peut naturellement s'acquérir comme toutes les autres; mais les résultats que l'on peut obtenir par son application ne peuvent être qu'en rapport avec les *dispositions* de chacun.

Il en est de même de toutes choses où la conception naturelle est le principal facteur.

8. — Les procédés que nous employons pour transmettre cette action : impositions des mains, passes, frictions,

malaxations, insufflations, etc... sont communément réunis sous la dénomination de *massage magnétique.*

9. — Tout le monde sait que le massage médical qui se pratique sur la peau, est d'une efficacité incontestable dans beaucoup de cas. Ce moyen thérapeutique est tout indiqué dans toutes les maladies de la nutrition : affections de l'estomac, constipation, diabète, albuminurie, anémie; dans les accidents du retour d'âge; dans les troubles nerveux de toute nature : danse de Saint-Guy, neurasthénie, crises de nerfs, ainsi que dans les déviations et mauvaises attitudes. Il est aussi très utile pour prévenir un grand nombre de maladies, toutes les fois que la circulation du sang ne se fait pas d'une façon normale.

10. — Le massage magnétique, pratiqué par un professionnel *doué* de dispositions spéciales, est supérieur au massage ordinaire par son action dynamique vitale, et grâce à sa puissance de pénétration, pratiqué par dessus les vêtements, il permet d'obtenir les plus heureux effets, particulièrement dans les cas où les manœuvres du massage ne pourraient être supportées.

11. — Traiter un malade par nos moyens, c'est en somme lui transmettre la *vitalité* qui lui manque, tout en cherchant à stimuler chez lui les fonctions de son organisme déprimé.

12. — Pour cette raison que l'action magnétique est inhérente à la nature humaine, son application doit être considérée comme le moyen le plus naturel qui puisse combattre la plupart des maladies sans avoir recours aux poisons de la médecine classique.

13. — L'action magnétique agissant d'une façon physiologique, il n'est pas indispensable d'avoir confiance pour bénéficier de ses avantages, de même que l'incrédulité ne peut y mettre aucun obstacle.

14. — Les résultats que nous obtenons sur les tous jeunes enfants, et les véritables *résurrections* que nous produisons sur les malades sans connaissance, sont une preuve indiscutable que l'imagination n'est pour rien dans notre pratique. Il y a bien une action qui influe sur la matière, et cette action est bien la seule cause productrice des phénomènes.

15. — Nous ne nions pas pour cette raison, qu'une foi très grande dans un moyen quelconque de guérison ne puisse avoir une influence telle sur l'imagination, que la guérison puisse en résulter, car nous savons qu'il y a corrélation intime entre le physique et le moral et réciproquement; mais les faits de cette nature constituent un ordre de phénomènes psychologiques qui méritent une attention particulière.

16. — Si l'imagination du malade rentre en jeu dans un traitement magnétique, ce n'est que lorsque celui-ci a constaté un changement favorable dans son état; notre mode de traitement est bien du domaine de la physiologie et n'a aucune analogie avec la thérapeutique suggestive dans laquelle l'imagination du malade fait tous les frais.

17. — Aujourd'hui le *magnétisme* humain est sorti de l'état embryonnaire dans lequel il est resté si longtemps; sa pratique est dégagée de tous les accessoires qui le faisait voir sous un aspect mystérieux ; il repose maintenant sur des données précises ; enfin, les théories qui lui servent de bases partent toutes d'un même principe : l'action vitale qui se dégage de certains hommes possédant *le don de guérir*.

18. — Nous ne devons jusqu'à présent nos partisans qu'aux résultats que nous obtenons et non à nos théories; car, en magnétisme, tout est personnel ; chacun de nous établit sa doctrine différemment et agit selon la puissance d'action qu'il possède.

Quels que soient les moyens que nous employons, toutes les objections sérieuses qui nous ont été faites de bonne foi ne sont jamais restées sans réponse satisfaisante pour les partis adverses, et les *guérisons* obtenues ont été plus éloquentes que la parole la plus autorisée.

Pour s'en convaincre, il suffit de parcourir les annales de cette science où se suivent et même s'entassent les *cures* étonnantes obtenues par son application.

19. — Quant aux dangers qui pourraient résulter de cette pratique, ils n'ont jamais existé que dans l'imagination des contradicteurs de mauvaise foi qui se voient touchés dans leur amour propre, et peut-être aussi lésés dans leurs intérêts.

Le magnétisme curatif pratiqué par un professionnel compétent peut s'appliquer avec sécurité ; toujours il soulage et souvent, très souvent, il *guérit*.

En le conduisant avec sagesse, avec précaution, en observant attentivement toutes les sensations qui se manifestent chez le malade, on arrive ainsi à prouver que son application ne peut être la cause d'aucun accident.

Le magnétiseur instruit peut du reste, à volonté, augmenter ou diminuer l'activité du *mouvement* qu'il communique au malade, pour arriver à donner à celui-ci le *ton* qui lui convient.

20. — Nous ne croyons pas que ce soit nuire à la pratique de cette science que d'élever des doutes sur l'existence de ce merveilleux agent magnétique ; nous croyons *au contraire* que c'est le moyen de mettre en évidence et hors de suspicion des faits qui ont été contestés.

21. — Nous laissons à chacun le droit de se faire une opinion sur notre pratique. Quant à nous, nous croyons à une émanation particulière de *nous-mêmes*, car les effets se produisant à notre contact, il est naturellement impossible qu'il puisse se produire quelque chose avec rien.

22-A. — Nous ne pouvons préciser exactement la limite d'action de cette émanation, mais les cures que nous obtenons sur des personnes éloignées (par correspondance), nous permettent de prouver qu'elle peut être dirigée fort loin par le seul effet de notre volonté et, transmise dans ces conditions, elle paraît agir dans beaucoup de cas avec efficacité.

B. — Des expériences fréquemment répétées prouvent qu'il existe chez certains magnétiseurs, une *énergie* telle, que, par sa volonté et son imagination, il peut agir hors de lui et lui imprimer une vertu en exerçant ainsi une influence durable sur son semblable et même sur des objets éloignés.

23. — Malgré les résultats que nous obtenons, nous n'avons pas la prétention de détrôner la médecine officielle, mais nous pensons cependant pouvoir observer, et comme tout le monde, *avoir le droit* de présenter ou rénover des découvertes.

« Il y a en France 38 millions d'habitants. Qui oserait faire croire qu'en dehors des 35.000 médecins, il n'y ait personne capable de soulager son semblable? » (Docteur Madeuf.)

24-A. — Une prédisposition spéciale, en quelque sorte un don, et aussi une organisation nerveuse particulière, que la corpulence, la puissance du regard, pas plus que la fermeté de caractère ne sauraient suppléer, semblent être les conditions nécessaires pour la production des phénomènes.

B. — Pour pratiquer le magnétisme avec succès, il faut nécessairement *être doué* d'une parfaite santé; on conçoit facilement qu'un être maladif ou mal équilibré ne peut obtenir que des résultats faibles et incertains. En magnétisme comme dans toute autre chose il y aura toujours des forts et des faibles.

25. — Un régime spécial et quelques procédés connus de certains professionnels peuvent favoriser l'émission de l'action vitale.

Dans certaines circonstances, j'ai recours à un amalgame dont j'ai trouvé la composition dans un manuscrit du XVIIe siècle que j'ai le bonheur de posséder parmi une rare collection de livres anciens. Dans ce manuscrit on trouve aussi une curieuse description d'herbes qui possèdent des propriétés occultes et magnétiques et dont l'absorption peut augmenter *l'énergie* du magnétiseur.

L'amalgame en question se compose d'une certaine partie de limaille de fer, de soufre, de coques d'œufs réduites en poudre, et de cendre de plusieurs plantes, qui doivent être cueillies et brûlées dans des conditions particulières.

Je porte ce mélange sur le corps dans deux sachets, l'un placé au creux de l'estomac et l'autre dans le dos, à la hauteur correspondante « l'humidité de la peau suffit pour mettre en mouvements les *agents vivants* (*sic*) de ces différentes substances et engendre ainsi un courant sympathique qui augmente la puissance de guérison d'une manière étonnante. »

« Celui qui portera ce mélange, dit l'auteur de ce manuscrit, fera des guérisons surprenantes et produira des choses curieuses. »

Cet amalgame a assez de ressemblance avec celui dont se servait Mesmer (1750) pour la composition de son fameux baquet magnétique.

26. — On comprend facilement qu'il n'est pas nécessaire d'être docteur pour guérir son semblable par le magnétisme, puisqu'il s'agit de transmettre aux malades une partie de son *énergie* par des moyens naturels ou acquis. L'histoire et des exemples nous apprennent que des hommes ignorant complètement la médecine sont arrivés à se faire une grande réputation de *guérisseurs*.

Il est évident que celui qui est naturellement *bien doué* et qui, de plus, a pu acquérir des connaissances techniques lui permettant de savoir mieux mettre en jeu les facultés dont il dispose, obtiendra des résultats encore plus certains.

27. — C'est une erreur de croire que les maladies nerveuses peuvent seules bénéficier des avantages de notre action. Les maladies organiques peuvent également être facilement combattues; seulement, comme dans les affections nerveuses il est rare que les organes essentiels soient profondément atteints, on comprendra que la guérison en soit plus certaine et les rechutes beaucoup moins à craindre; mais il ne s'en suit pas que ce soient les seules maladies dont nous puissions triompher.

28. — Beaucoup de personnes qui considèrent le magnétisme comme le plus puissant des agents que l'on puisse opposer aux maladies nerveuses et aux maladies organiques passées à l'état chronique, pensent qu'il est de peu d'efficacité dans les maladies aiguës.

C'est une erreur profonde, qui tient surtout au petit nombre d'observations que l'on possédait autrefois à ce sujet, car jusqu'à ces dernières années on avait guère recours à ce traitement qu'après avoir épuisé les ressources de tous les moyens médicaux connus.

L'action magnétique agit au contraire d'autant plus rapidement que la maladie est dans sa phase la plus aiguë. C'est ce que j'expliquerai dans la deuxième partie.

29. — Les exemples journaliers prouvent qu'aucun être vivant n'est réfractaire à l'action magnétique. On peut ne pas en ressentir immédiatement les effets; mais, comme on le verra plus loin, ils ne tardent jamais beaucoup à se produire.

Le plus incrédule, bien portant aujourd'hui peut demain, s'il devient malade, être guéri par ce moyen dont il niait, sans trop savoir pourquoi, l'existence.

30. — Les enfants, les personnes de la campagne, et les ouvriers sont plus vite *guéris* que les gens du monde. Chez ces derniers, on suppose que cette difficulté est due à la surexcitation du système nerveux et à la fatigue des organes digestifs, conséquence de la trop bonne chère.

31. — En général, le soulagement est toujours certain et la *guérison* est souvent possible, à la condition toutefois, que les organes importants ne soient pas trop profondément lésés. Il importe au praticien compétent de donner au malade son avis sur les soins que nécesssite son état.

Pour ma part, je tiens plutôt compte de l'état particulier de chaque malade, que du nom de la maladie.

Un magnétiseur qui connaît à fond toutes les ressources de son art, doit savoir si un malade peut être guéri ou seulement soulagé.

32-A. — C'est bien à tort que les malades voient généralement la gravité de l'affection dont ils sont atteints, dans la douleur qu'ils endurent. La douleur n'est qu'un symptôme, qui varie d'intensité selon la sensibilité de chacun et aussi selon l'état physique et moral dans lequel nous nous trouvons.

B. — Le degré de souffrance n'indique pas toujours la gravité de la maladie : une douleur d'oreille, un mal de dents, une névralgie peuvent faire souffrir horriblement quoique ces douleurs n'indiquent rien de dangereux, tandis qu'un léger point de côté accompagné de certains symptômes auxquels le malade ne fait même pas attention, une légère oppression ou d'autres petits malaises peuvent être des précurseurs d'une maladie grave et même mortelle.

C. — La douleur du reste, n'indique pas toujours non plus le siège de la maladie, ainsi une douleur à l'épaule droite est quelquefois l'indice d'une affection du foie, et des maux de tête sont souvent la conséquence de désordres intestinaux.

33. — J'ai vu tellement de malades s'impatienter et même se décourager par suite de la persistance d'une douleur que j'ai cru devoir m'arrêter un peu sur cette question. Je pense pouvoir, par ces quelques explications, rassurer un peu ceux qui souffrent, afin qu'ils puissent nous *donner le temps* de mener à bien un traitement commencé. Ne souffre pas qui veut.

34-A. — Comme je l'ai déjà dit, *tout le monde* peut ressentir les effets bienfaisants de notre action. Ni âge, ni tempérament n'y sont réfractaires. Les femmes, même pendant les périodes critiques (règles) peuvent bénéficier des mêmes avantages, je puis même affirmer que cet état peut au contraire en favoriser les effets, car la nature rejette souvent avec les menstrues (règles) des matières nuisibles ou inutiles qui ne peuvent s'échapper par les autres voies.

B. — C'est peut-être le seul traitement qui puisse obtenir le retour régulier de cette fonction si importante dont l'arrêt permanent ou même passager, peut être la conséquence d'accidents souvent irréparables, tels que : fibrômes, ovarites, voir aussi la péritonite et même des désordres cérébraux ou organiques.

C. — Les règles sont le caractéristique du sexe, une femme qui ne « voit » pas régulièrement est une femme malade ou près de l'être. Celles qui ne veulent pas le croire auront toujours le temps de s'apercevoir de leur erreur, mais elles n'auront peut-être pas aussi facilement qu'elles peuvent le supposer, la facilité de la réparer.

35-A. — L'action magnétique ne se communique pas seulement à l'homme, certaines matières peuvent en être également imprégnées : l'eau, certaines étoffes, la ouate, le verre, l'étoupe ainsi préparés peuvent devenir des auxiliaires utiles dans un traitement.

A part l'eau, dont le goût change d'une façon appréciable, surtout pour les *sensitifs*, les émanations magnétiques ne modifient en rien la nature intrinsèque de ces substances; elles sont comme retenues par les molécules de la matière.

B. — La ouate ou les autres objets magnétisés se placent généralement sur les centres nerveux, le plus souvent au creux de l'estomac, dans le dos, sur les reins, sur la nuque selon les cas. Ils produisent une sensation de chaleur, des picotements; il survient parfois de la rougeur et même des boutons ce qui indique le travail occasionné dans l'organisme par l'action qui se dégage de ces objets. Les sensations ou les effets qui se produisent sont naturellement en rapport avec la sensibilité des malades, et varient également suivant la nature de la maladie.

C. — L'eau doit être prise avec beaucoup de circonspection : on peut l'administrer depuis un verre jusqu'à un litre par jour, mais rarement plus.

En outre de la difficulté que peuvent éprouver beaucoup de personnes à boire une trop grande quantité d'eau, prise à dose immodérée, elle pourrait avoir certains inconvénients.

D. — Dans nos expériences avec le concours de sujets sensitifs, nous prouvons que par l'action de notre volonté, nous communiquons à l'eau la vertu ou le goût que nous voulons.

Dans les maladies aiguës, un verre d'eau magnétisée suffit presque toujours pour faciliter la selle ou les urines quand ces évacuations sont rebelles à tous les autres moyens.

36. — Les malades auxquels nous donnons nos soins doivent observer la passiveté la plus absolue, c'est-à-dire qu'ils doivent éviter toute contracture (raideur), et pour arriver à ce résultat, il leur suffit de se tenir, selon leur état, assis ou couchés le plus commodément possible. Ils doivent en un mot *se laisser aller*. Ainsi placés, leur corps devient un réceptacle qui se laisse facilement imprégner par les émanations magnétiques. Dans la deuxième partie, on verra les sensations perçues par le malade et les effets qui se produisent.

37-A. — Dans le traitement à distance (par correspondance) le malade applique les objets magnétisés de la manière qu'on lui indique. De plus, il doit s'isoler dans l'obscurité de façon qu'aucun obstacle ne puisse nuire à l'action qui se dégage de ces objets.

B. — L'isolement doit se faire pendant environ 10 minutes, deux fois par jour, et le soir au lit avant de s'endormir. C'est naturellement le moment le plus favorable.

C. — Dans ces conditions le malade ressent les effets qui sont indiqués dans la deuxième partie; de plus, surtout au lit, couché sur le dos, les yeux fermés, il voit très nettement comme des nuages phosphorescents, des lueurs violettes, mauves, vertes, des étoiles ou des points lumineux.

D. — Les exaltés voient d'abord des lueurs rouges, les neurasthéniques, les hypocondriaques les voient noires, et peu à peu au fur et à mesure que la guérison approche ces lueurs s'éclaircissent, elles deviennent plus brillantes. C'est alors que le cerveau reprend sa lucidité.

E. — Ces phénomènes paraissent peut-être invraisemblables, mais cependant ne dit-on pas que les exaltés *voient rouge*; qu'il y a des gens qui voient *tout en noir*, pendant que d'autres voient *tout en rose*. Ces derniers, naturellement, sont des gens heureux.

F. — Dans les traitements à distance, comme le malade ne peut bénéficier de l'action directe du magnétiseur, il importe que le malade concentre sa pensée sur l'idée de guérison; alors même qu'il n'y aurait aucune confiance, il se mettra ainsi dans un état vibratoire spécial qui favorisera les effets.

G. — Il doit en être ainsi dans toutes choses, on doit

penser à ce que l'on fait. Si pendant un travail quelconque, les idées sont ailleurs, la besogne sera mal faite et l'on manquera ainsi le but que l'on voulait atteindre.

38-A. — Dans un traitement direct le malade doit chercher à se mettre dans un état spécial (passiveté) pour *recevoir*, pendant que le magnétiseur, en concentrant en lui sa pensée, sa volonté, se met dans un état d'activité physique particulière pour *donner*, et communiquer ainsi une partie de son *énergie*.

B. — Dans un traitement à distance, le malade, en s'efforçant à ne penser à rien, se place dans des conditions qui le rendront apte à recevoir les émanations qui se dégagent des objets magnétisés. C'est pour faciliter le rôle du malade que nous lui recommandons de *s'isoler* dans l'obscurité et de concentrer sa pensée sur l'idée de guérir.

C. — Le traitement à distance ne doit s'appliquer que dans les cas où le malade est dans l'impossibilité de se déplacer; soit que son état ne lui permette pas, soit qu'il habite à une trop grande distance du magnétiseur. Dans ce dernier cas, si rien ne l'empêche le malade fait bien de venir trouver le praticien de temps en temps, car celui-ci peut se rendre plus exactement compte de son état et lui appliquer directement son traitement si cela est nécessaire.

D. — Cette brochure n'étant écrite que dans le but de renseigner les malades, je ne crois pas devoir expliquer le rôle du magnétiseur, ni parler des procédés employés par lui.

39. — Un des plus grands avantages du traitement

magnétique est *d'éviter* l'interminable convalescence qui, comme on le sait, est plus longue et souvent plus dangereuse que la maladie elle-même.

La convalescence est considérée par beaucoup d'auteurs, comme la maladie de la maladie. C'est une définition courte mais bien exacte.

Dans bien des cas, en terminant, la convalescence ne fait que changer de nom et laisse la place à un état chronique quelconque.

40. — Dans le traitement magnétique il y a deux ordres de phénomènes bien distincts, qui agissent bien différemment : 1° les émanations magnétiques redonnent d'abord la vitalité au malade, ce qu'aucun médicament ne peut faire ; 2° elles occasionnent dans l'organisme une réaction qui détermine une *suractivité* aidant les forces médicatrices de la nature au rétablissement des fonctions, en stimulant tout particulièrement les fonctions digestives ; facilitant ainsi les échanges nutritifs, activant la circulation du sang, équilibrant le système nerveux, facilitant l'assimilation ; il en résulte donc *la santé* qui ne peut être parfaite, que si l'organisme fonctionne d'une façon normale.

C'est donc la force, la sensation de bien-être, en un mot la santé aussitôt que se termine le traitement magnétique.

41. — Quand l'estomac ne peut supporter les médicaments, l'action magnétique peut être d'une grande *utilité* dans un traitement médical ordinaire. En raison de l'action particulière qu'elle peut exercer sur les organes digestifs, elle facilite l'absorption des principes médicamenteux, en agissant sur les causes primordiales de l'assimilation.

42. — En dehors des cas où le traitement magnétique peut être appliqué seul, il peut donc également être utile dans les circonstances assez fréquentes où des vomissements répétés ne peuvent permettre l'ingestion des remèdes, cas surtout fréquents chez les enfants, chez les personnes nerveuses et chez les malades dans un grand état de faiblesse.

43-A. — On peut se demander comment un traitement qui obtient des guérisons si *extraordinaires*, ne soit pas plus connu. Cela tient d'abord à l'opposition que rencontrent toujours les idées nouvelles en se heurtant aux préjugés et à la routine. Les malades ont l'habitude de prendre des remèdes, beaucoup ne peuvent concevoir la possibilité de se guérir avec rien. On prend des remèdes sans connaître leur composition, ni leurs propriétés ; on les prend par habitude.

B. — Autrefois on ne connaissait que les plantes et les tisanes, la mortalité était moins grande. On est venu ensuite aux extraits de ces mêmes plantes, qui sont maintenant détrônés par les sérums. Encore quelques années, et toujours parce qu'on en aura l'habitude, tous les malades se feront opérer.

Malgré les découvertes soi disant scientifiques la mortalité augmente, ce sont les rapports officiels qui le disent.

44-A. — Si le magnétisme est peu connu cela tient aussi au petit nombre des magnétiseurs, on peut acquérir les connaissances techniques, mais pour les pratiquer avec succès, il faut *être doué* de dispositions spéciales qui ne s'acquèrent pas sur les bancs des écoles.

B. — On peut apprendre la médecine et prescrire des

médicaments comme on a appris à les donner; ils agissent bien ou mal, le diplôme seul indique la profession de médecin.

C. — On peut apprendre à connaître le magnétisme, mais pour guérir, il faut posséder *en soi* cette organisation particulière qui fait le magnétiseur. Ce n'est pas le diplôme ici qui fait son effet, ce sont les guérisons qui indiquent la profession.

45. — On peut donc résumer ainsi la pratique du magnétisme curatif : une communication d'une force fluidique qui s'établit du magnétiseur au malade.

Cette définition si explicite du Dr Baraduc résume bien en quelques mots toute la science du magnétisme : « Pour faire du magnétisme il faut être deux : un magnétiseur et un malade, l'un consentant *à émettre* son dynamisme vital sous l'une de ses formes, et l'autre acceptant de le *recevoir*. C'est une question de rapport et de transmission dont les agents, encore indéterminés dans leur essence, existent cependant et seront un jour démontrés ».

46. — Certains magnétiseurs arrivent à se créer une grande réputation malgré l'incrédulité des uns et la raillerie des autres.

C'est ainsi que va le monde, mais la vérité fait toujours son chemin, la science a enfin parlé. Le Congrès international de médecine de 1900 a déclaré que le magnétisme est un agent curatif de premier ordre.

47. — Si le magnétisme n'est pas encore la panacée universelle, il a droit à une place au même rang que les agents

physiques employés en thérapeutique, et offre un champ d'observation très vaste aux observateurs de bonne foi et sans préjugés.

*
* *

Ceux qui ne croient pas encore dans le magnétisme devraient par prudence méditer ce que dit l'éminent écrivain Georges Montorgueil, dans *Visions!* en parlant des phénomènes de télépathie :

« La devise des sages et des curieux de ce temps est celle-ci : Je ne nie, ni ne crois, je cherche. »

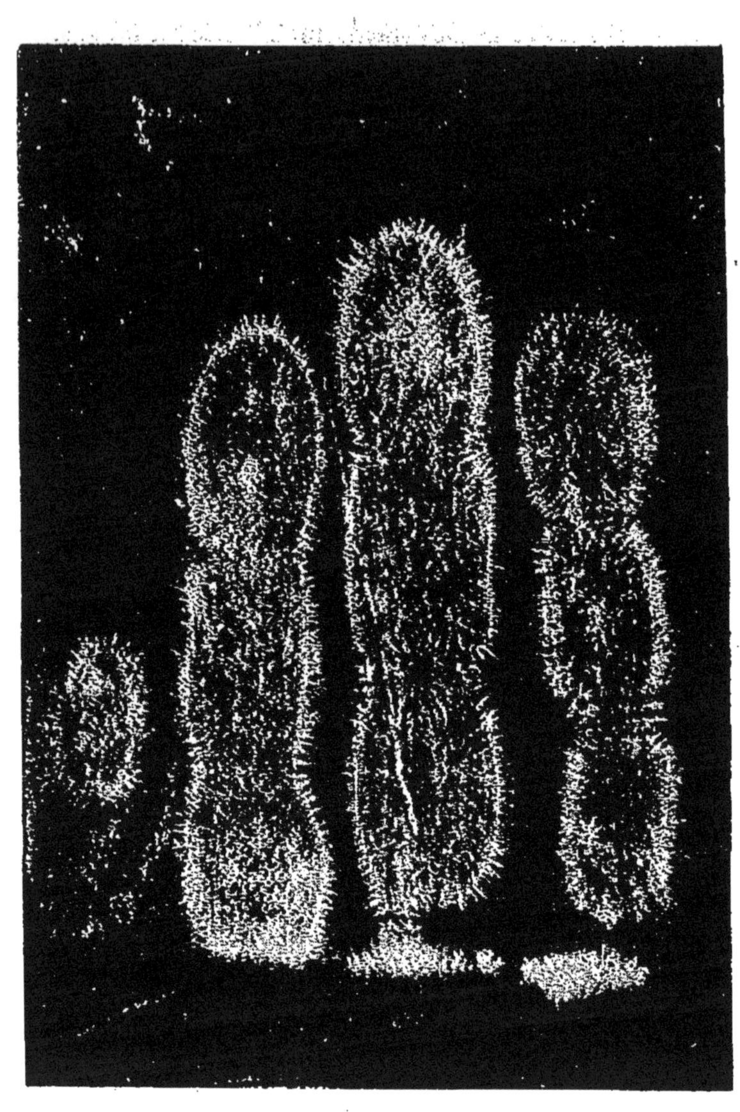

EFFLUVES MAGNÉTIQUES

SE DÉGAGEANT DES MAINS DES MAGNÉTISEURS

IIe PARTIE

EFFETS PRODUITS PAR L'ACTION MAGNÉTIQUE

DURÉE DU TRAITEMENT

Dans ce petit travail, il m'est complètement impossible de passer en revue toutes les maladies en particulier. Ce serait du reste sortir de mon sujet et fatiguer le lecteur inutilement.

Je n'ai ici à m'occuper que des maladies en général qu se divisent en deux catégories bien distinctes :

A. — **Les maladies aiguës.** — B. — **Les maladies chroniques.** — Quant aux maladies dites *occultes*, connues vulgairement sous la dénomination de *mal donné*, *mauvais sorts*, je les étudierai dans une brochure spéciale que je publierai prochainement sous le titre : *Les mauvais sorts.*

A. — **Les maladies aiguës** sont celles dont la venue est subite et qui parcourent promptement leurs périodes. Par la réaction intense qu'elles provoquent dans l'organisme, elles ont presque toujours une tendance naturelle à la guérison.

Un moyen thérapeutique bien approprié peut donc aider cette tendance et amener la guérison complète, ou tout au moins empêcher une issue fatale. Si l'effort fait par la nature est impuissant, si le moyen thérapeutique n'y vient pas en aide à temps, la mort peut survenir pendant la phase la plus aiguë.

Dans presque tous les cas, la maladie aiguë arrête le malade, qui garde le lit, ou tout au moins la chambre, et la fièvre est presque toujours un symptôme principal.

Une maladie aiguë, peut selon sa nature et sa gravité se terminer par la mort, par la guérison, ou par son passage à l'état chronique.

B. — **La maladie chronique** peut être une maladie aiguë qui se prolonge en parcourant lentement ses périodes; ainsi une bronchite, une péritonite, une laryngite aiguës peuvent passer à l'état chronique, et ces mêmes maladies ainsi que toutes les autres qu'il serait trop long d'énumérer ici, peuvent d'emblée devenir chroniques, c'est-à-dire faire leur apparition sans phases aiguës.

Dans les affections chroniques, la réaction organique est faible; la guérison naturelle devient impossible, la maladie finit par se perpétuer et constitue en quelque sorte *un nouvel état* inguérissable par les moyens de la médecine classique.

Une maladie chronique peut aussi présenter des phases aiguës, et dans cette période, elle peut aussi offrir les mêmes chances de guérison qu'offre la maladie aiguë, mais peut aussi par sa marche rapide présenter les mêmes dangers.

En principe, la maladie chronique est presque toujours considérée comme inguérissable; c'est l'état de *toutes les personnes* qui souffrent, en traînant après elles toutes sortes d'indispositions sans cependant pour cela être complètement arrêtées. Naturellement un malade, dans un état de chronicité quelconque n'est pas exempt de se voir affligé d'une nouvelle maladie aiguë. En raison du mauvais état de son organisme il y est au contraire plus disposé que toute autre personne.

Il y a donc deux sortes de malades : les malades arrêtés par une maladie qui s'est déclarée subitement et les malades qui, sans être complètement arrêtés souffrent pendant des mois et des années de maladies ou d'indispositions qui semblent ne pas vouloir les abandonner.

Nous allons voir maintenant comment agit le magnétisme dans ces deux genres de maladies, de façon à éviter tout malentendu.

A. — **Dans les affections aiguës**, l'analyse des effets produits par l'action magnétique est assez difficile à faire car ils varient à l'infini, non seulement selon l'état dans lequel se trouvent les malades au moment où ils commencent le traitement, mais encore selon leur tempérament. La nature des remèdes pris précédemment peut aussi faire varier les effets de notre action. Ainsi par exemple tous les médicaments calmants : bromure, chloral, opium, morphine, etc. nuisent à l'action magnétique en raison des troubles cérébraux qu'ils déterminent et de l'état de prostration dans lequel ils plongent presque tous ceux qui en font usage.

Le Dr O. Dubois dit dans son ouvrage populaire : *La médecine nouvelle*, en parlant du bromure : « Il a l'inconvénient, à doses élevées, et par un usage prolongé de produire une sorte d'hébétitude, de causer l'impuissance; il donne lieu parfois à des éruptions d'acné et à des troubles digestifs. »

Quant à la morphine, il faudrait un volume pour énumérer ses déplorables effets.

Il en est de même des autres médicaments antitermiques : antipyrine, salycilate de soude, quinine, etc. A ce propos, je crois utile de donner sur la valeur de ces agents pharmaceutiques, l'opinion d'un homme qui a été une des lumières de l'Académie de médecine, le regretté professeur Peter :

« Leur usage, à titre d'antithermiques et de refroidissants, dit-il, a motivé par l'une des erreurs les plus graves de la médecine contemporaine, la médecine physico-chimique, qui prend l'effet pour la cause, le fait pour l'acte, et considère l'hypertemie ou surélévation de la température comme constituant le péril dans une maladie.

L'hypertemie est tout simplement une déviation de l'acte fonctionnel; viser l'hypertemie par un médicament refroidissant, ce n'est qu'accomplir une partie de la tâche médicale; au grand péril du malade, on abaisse brusquement la température de plusieurs degrés; l'état du malade est tout aussi mauvais, sa prostration est plus grande encore, il est même *plus malade qu'avant*, car le médicament a cyanosé les extrémités en les rendant bleuâtres et froides comme celles d'un noyé; il y a empoisonnement médical, et si cet empoisonnement va trop loin, le malade est si bien refroidi qu'il l'est pour toujours! »

Les dangers de ces médicaments sont signalés un peu partout. Voici ce que dit le *dictionnaire de médecine populaire, de médecine usuelle, d'hygiène publique et privée,* en parlant de l'antipyrine : « L'administration de l'antipyrine n'est pas toujours d'une innocuité absolue. Si l'on a pu donner de fortes doses de ce médicament pendant un temps prolongé chez les épileptiques et les aliénés, on a vu d'autres fois des doses minimes déterminer des accidents graves chez des femmes enceintes, chez des rhumatisants.

« Parmi les accidents qu'on observe ordinairement, il faut citer un exanthène assez commun, sorte d'urticaire fugace peu grave, de l'œdème (enflure) sur différents points du corps, mais plus particulièrement au cou, s'étendant quelquefois aux premières voies aériennes et déterminant de l'étouffement, de la suffocation, des collaptus (1° affaiblissement du cerveau ; 2° défaillance complète de l'action muslaire, de la syncope, plus rarement, des hémorragies, des vomissements...

« Comme des doses d'antipyrine relativement minimes peuvent produire ces accidents, il en résulte que dans l'administration on doit en quelque sorte *tâter* le malade ».

Tâter le malade, oblige donc les médecins à faire continuellement ce qu'ils appellent des essais, lesquels, comme on le voit, ne sont pas toujours sans danger, car il leur est complètement impossible de prévoir l'effet que peuvent produire ces médicaments sur telle ou telle personne.

La surdité ou des bourdonnements dans les oreilles semblent également être souvent occasionnés par l'usage de l'antipyrine.

Le professeur Hayem qui fait autorité dans le monde médical, est encore plus catégorique, il affirme que 80 0/0 de malades chroniques meurent empoisonnés.

Ces victimes de la science doivent certainement se trouver

très honorées de mourir selon les règles de l'art quand elles ne croient pas pouvoir faire autrement.

Comme on peut s'en rendre compte, si nous sommes appelés près d'un malade qui a fait usage de ces médicaments, nous n'avons plus à lutter contre la maladie elle-même, mais bien contre les troubles occasionnés par ces remèdes; lesquels, en déterminant une sorte d'empoisonnement, ne font que nuire à l'effort fait par les forces médicatrices de la nature.

— Dans les maladies aiguës un des plus grands avantages de l'action magnétique, et ce qui doit être le plus considéré par la suite, c'est la cessation immédiate des symptômes les plus inquiétants; ainsi la fièvre disparaît généralement d'une façon subite, non en refroidissant le corps comme les médicaments dont j'ai parlé, mais en rétablissant l'équilibre de la tonalité.

En outre, cette action vitale donne toujours au malade *la force* qui lui manque. Il peut ainsi supporter des périodes critiques qu'il ne pourrait pas traverser dans d'autres conditions.

L'état du malade s'améliore rapidement, la circulation reprend son cours normal, les mouvements du pouls se régularisent, la peau, qui souvent, subit une modification, revient à son état naturel.

S'il y a vomissements, ils peuvent être arrêtés, la respiration se fait dans de meilleures conditions, le regard devient plus vif, et presque toujours un sommeil calme et réparateur succède à chaque séance.

Quand nous sommes appelés à temps, nous pouvons, dans la plupart des cas, arrêter les progrès de maladies les plus graves, et presque toujours une première séance peut faire voir de suite tout le bien, que l'on peut espérer de notre traitement.

On doit comprendre que dans les maladies aiguës, à marche rapide, dans les cas où une issue fatale peut se produire d'un moment à l'autre, il est de toute nécessité d'obtenir immédiatement une réaction telle, que le malade puisse être mis hors de danger. Pour arriver à ce résultat, le praticien doit employer tous les moyens dont il dispose, et sa première séance doit durer le temps nécessaire à l'obtention de ce phénomène. Chez les enfants, un bâillement prolongé est l'effet le plus heureux que nous puissions obtenir, il indique la modification favorable produite chez le malade par notre action.

Dans les affections aiguës quelques séances suffisent pour obtenir une amélioration sensible et 8 ou 15 jours, un mois au plus peuvent suffire pour amener la guérison complète.

Il faut naturellement tenir compte de la gravité de la maladie, de l'état dans lequel se trouve le malade au moment où l'on commence le traitement et aussi de son tempérament.

En raison de son action dynamique vitale, l'action magnétique est considérée à juste titre comme pouvant seconder le plus sûrement les forces médicatrices de la nature ; c'est le traitement le plus naturel que nous ayons *sous la main.*

B. — Dans les affections chroniques, les choses se passent autrement. Il est rare, au contraire, que l'on puisse obtenir une amélioration dès les premières séances ; mais comme nous n'avons pas à craindre les phases critiques de la maladie aiguë, on a donc tout le temps de prendre ses dispositions; quelquefois 5 ou 6 séances et même davantage sont nécessaires pour mettre le malade en état de ressentir les effets de notre action; il ne faut donc pas entreprendre un traitement si l'on n'est pas décidé à le mener à bonne fin.

Quant à la conduite du traitement, il ne peut y avoir de règles générales, chaque praticien agissant selon la force magnétique dont il dispose; il appartient donc à chacun de nous, de régler les séances conformément à sa façon de faire, et les malades doivent se conformer à nos prescriptions, dans la mesure du possible si cela leur convient.

Dans les cas anciens, les séances peuvent avoir lieu tous les jours, tous les deux jours, ou même une fois par semaine selon les cas et la puissance d'action que possède le praticien.

Les effets généraux, qui peuvent se manifester, varient également chez chaque malade.

A la suite des premières séances, le malade éprouve comme une espèce de lassitude, un énervement passager, des fourmillements dans les membres, surtout dans les extrémités, des démangeaisons à la peau, et une sorte de bouleversement dans l'intérieur, qui fait quelquefois l'effet de petites coliques sourdes; autant de sensations qui indiquent le travail que produit l'action magnétique dans l'organisme. Quelquefois aussi des douleurs anciennes se réveillent ou des accidents particuliers à la maladie reparaissent; dans ce cas la maladie repasse généralement par les phases où elle est déjà passée, ce qui replace le malade dans l'état aigu; *c'est le plus favorable des symptômes* car nous pouvons alors bénéficier de l'effort fait par la nature qui tend d'elle-même à la guérison.

C'est là un des faits les plus importants de notre traitement. Le malade doit donc accepter ce renouvellement de crises comme étant de *très bonne augure.*

— Dans les cas où les évacuations sont difficiles, les selles et les urines deviennent de plus en plus abondantes; il n'est pas rare de voir rejeter, surtout par les selles, des matières noirâtres et sanguinolentes dégageant une odeur sur laquelle je ne crois pas devoir insister.

Le même phénomène se produit quelquefois également par les urines qui sont troublées, et laissent au fond du vase des résidus plus ou moins épais.

L'action magnétique est l'agent le plus énergique qui puisse arriver à expulser de l'organisme les matières nuisibles ou inutiles qui, en séjournant dans l'intérieur, infectent le sang en nuisant au bon fonctionnement des organes.

— Quand il y a congestion (sang à la tête), cas très fréquent, la tête souvent lourde et chaude se dégage, pendant que les pieds et les mains reprennent la chaleur qu'ils doivent avoir.

On sait que, avoir le ventre libre (aller à la selle) et les pieds chauds, est l'indice d'une bonne santé.

— Les vertiges, étourdissements, brouillards sur les yeux; les sifflements, bourdonnements, bruits dans les oreilles; pesanteur, poids sur les épaules, derrière la tête, diminuent pour disparaître dans la suite.

La respiration devient plus facile, le besoin de cracher, de se moucher se fait sentir, les battements du cœur se calment assez vite.

— S'il y a des plaies récentes ou anciennes, le malade y

sent des picotements, des démangeaisons, et en cas d'anciennes fractures, il peut y constater un travail singulier, quelque chose qui lui rappelle le dérangement dont ces parties ont été le siège, et les douleurs qu'il a endurées. Ces sensations se produisent également en cas d'anciennes entorses, luxations ou tout autre accident.

Les personnes qui ont été opérées, serait-ce même depuis plusieurs années, ressentent aussi des démangeaisons, des tiraillements à l'endroit où ont été fait les points de sutures (coutures).

A propos des plaies, nous pouvons affirmer, comme tous les auteurs anciens l'ont mentionné dans leurs ouvrages, qu'elles sont toujours *très vite guéries* par le magnétisme; leur guérison est d'autant plus rapide et certaine qu'elles sont moins anciennes. Les plaies résultant de coups, chutes, sont celles qui se guérissent le plus facilement.

Les brûlures se guérissent également avec la même facilité, mais ici la difficulté de guérison augmente non seulement avec l'ancienneté, mais avec l'étendue de la plaie et non avec la profondeur; ainsi une brûlure qui intéresse la surface de la peau de tout un membre, est plus dangereuse qu'une brûlure très profonde d'une petite étendue.

— Quelquefois la peau devient moite; j'ai même vu plusieurs fois se produire pendant mon traitement, des sueurs abondantes dégageant une odeur désagréable, chez des personnes qui ne transpiraient jamais, ou qui n'avaient pas transpiré depuis longtemps. Ce phénomène se produit encore assez souvent, surtout dans des cas de maladies de peau anciennes, car ces affections si ennuyeuses peuvent également disparaître sous l'influence de notre action. La transpiration qui se produit semble rejeter au dehors les humeurs visqueuses qui infectent le sang.

On comprend facilement que ce mode de traitement est bien préférable aux applications de pommades ou tout autre corps gras qui, en bouchant les pores de la peau, empêchent sa transpiration et retiennent ainsi à l'intérieur les humeurs nuisibles qui ne demandent qu'à en sortir.

Tous ces phénomènes sont autant de preuves qui démontrent bien l'effet physiologique produit par notre action.

— Peu à peu, et le plus souvent par saccades, les fonctions se rétablissent ; chez les femmes, les périodes menstruelles arrivent à se faire *sans douleur* et le flux sanguin finit par se présenter d'une façon plus normale et plus régulière.

A ce sujet je crois utile de rappeler que les règles doivent se présenter à époque fixe et d'une régularité parfaite chez la même personne. Elles durent généralement de 2 à 8 jours, mais pour être normales, elles doivent durer 2 jours au moins et 4 jours au plus, être abondantes et le sang d'un beau rouge vif.

— Le rétablissement des fonctions : les selles, les règles, la disparition des douleurs, la guérison enfin, se produit rarement d'une façon progressive et régulière, mais je le répète, par saccades, par *alternatives de mieux et de mal* c'est-à-dire que le malade peut, par moments, être mieux, puis retomber plus mal ensuite; quelquefois même, le malade peut ressentir des douleurs très fortes qu'il n'a pas l'habitude d'éprouver, ou qu'il n'éprouvait plus depuis longtemps ; mais quand il y a douleurs, ces douleurs alors même qu'elles sont très vives sont *plus faciles* à supporter.

Il est bien entendu que c'est là l'ensemble des effets produits par l'action magnétique, mais tous les malades ne les éprouvent pas avec la même intensité.

Nous n'insisterons jamais assez sur les *effets* qui peuvent se produire afin de prévenir le malade qui ne doit dans aucun cas s'en effrayer.

— L'amélioration progressive est très rare et ne se produit qu'exceptionnellement.

Ces crises, ces douleurs, ces alternatives de mieux et de mal, sont *indispensables*; ces phénomènes sont le résultat des efforts faits par l'organisme pour expulser au dehors tout ce qui peut nuire à son fonctionnement. Il reste au praticien à diriger son traitement suivant les sensations et les crises qui se seront manifestées.

— Nous ne réclamons pas la confiance des malades, mais en revanche, nous les prions d'avoir un peu de *patience*, quoique cette vertu ne se rencontre guère chez ceux qui souffrent.

Le magnétiseur est seul juge de la conduite qu'il doit tenir pendant le traitement. Toute autre personne, ne connaissant rien dans notre pratique, n'est pas toujours apte à donner une opinion en rapport avec la vérité. Un praticien compétent est plus apte que toute autre personne à porter un jugement sur la partie qu'il professe.

En dehors des renseignements fournis par le malade sur les effets qui se sont manifestés chez lui, le magnétiseur tient naturellement compte des changements qu'il pourra constater lui-même, car le malade néglige souvent certains détails qui peuvent avoir une grande importance.

Le malade ne s'occupe guère que de la douleur; peu lui importe les changements qui s'opèrent en lui. S'il souffre il ne parle que du mal enduré ; il faut cependant tenir compte de ce que nous avons dit à propos de la douleur dans la première partie.

Il y a des maladies très graves, mêmes mortelles comme la maladie du cœur et autres, qui ne font pas toujours souffrir.

— Un malade qui n'éprouve pas de mieux dès les premières séances, ne doit pas en conclure que le traitement ne lui réussit pas, s'il se trouve plus mal, il ne doit pas s'imaginer que ce genre de soins lui est nuisible, et même, si après avoir été très bien pendant quelque temps il survient une période de quelques jours, ou même d'une ou deux semaines, pendant lesquels il se trouve moins bien, il ne doit pas davantage croire qu'il retombe dans l'état où il était avant de commencer le traitement, car souvent une dernière crise même très forte indique l'approche de la *guérison*.

Cesser le traitement après une période critique, c'est le plus souvent l'abandonner au moment où l'effet salutaire va se produire. Mieux vaudrait ne pas commencer.

Le malade ne doit donc pas se décourager si dans le cours du traitement il survient chez lui de mauvaises périodes ; de même il ne doit pas non plus s'enthousiasmer outre mesure s'il éprouve du mieux dès les premières séances puisque je le répète encore une fois, les *alternatives de mieux et de mal*, les crises comme nous les appelons, constituent la marche ordinaire d'un traitement magnétique.

Un point très important à noter : Quelquefois à la fin d'un traitement, alors même que le malade semble guéri, il survient des mauvaises périodes comme si la maladie voulait revenir. Dans ce cas, tous, ou une partie des troubles réapparaissent ; il arrive même que pendant quelques jours, une semaine au plus, le malade repasse par toutes les phases où il est passé depuis le commencement de sa maladie. Il peut se faire par exemple que, en huit jours, il éprouve tout ce qu'il a éprouvé pendant son état de chronicité, daterait-il de bien des années. C'est comme une dernière lutte entre la maladie et la guérison.

Cela se passe ainsi, surtout quand il y a eu du mieux dès le commencement, et qu'il ne s'est pas produit de rechutes dans le cours du traitement.

Quoiqu'il arrive, le malade supporte toujours très bien les plus mauvais moments. Il n'y a donc pas de raison pour se décourager.

Il peut se faire cependant que l'amélioration succède à chaque séance, alors le malade va de mieux en mieux ; mais cela se passant rarement ainsi, il est préférable de s'attendre à ce que le traitement agisse comme je l'ai indiqué. Il faut quelquefois souffrir pour guérir.

Il ne faut donc pas cesser le traitement sans demander l'avis du magnétiseur, même si le mieux paraît se maintenir, car l'amélioration peut n'être que momentanée.

Un praticien tenant à conserver sa réputation ne prolongera jamais les soins si cela n'est pas nécessaire.

— Un traitement magnétique peut donc agir de 5 manières bien différentes :

1° Le malade peut éprouver du mieux dès les premières séances, et son état peut aller en s'améliorant de plus en plus jusqu'à la guérison complète. Ce cas est rare mais il se produit cependant ;

2° Le malade peut éprouver du mieux au début, et pendant le cours du traitement, avoir des rechutes suivies de périodes de mieux, et réciproquement jusqu'à la guérison. C'est la marche avec *alternatives de mieux et de mal*, cas qui se produit le plus fréquemment ;

3° Le malade, après une assez longue période de mieux, sans rechutes, peut avoir ce que nous appelons *une crise*, c'est-à-dire voir réapparaître dans un laps de temps très court, une semaine par exemple, tous les troubles et symptômes qui caractérisaient son état de chronicité, et voir ensuite son état devenir et rester aussi satisfaisant que possible ;

4° Le malade peut être, ni mieux ni plus mal au début, et après quelques séances, au moment même où il supposera que les soins du magnétiseur ne lui réussissent pas, son état peut échanger tout à coup, et la marche du traitement peut prendre la tournure d'une des manières indiquées ci-dessus ;

5° Le malade peut être plus mal après les premières séances et comme dans le cas précédent les effets peuvent se produire d'une des trois premières façons mentionnées plus haut.

Tout dépend de l'état du malade et de la constitution intime. Tous ces cas sont prévus, l'expérience les a consacrés.

— Le magnétisme n'agit pas de la même façon que les remèdes. Il agit d'une façon physiologique (rétablissement des fonctions). Il a une action mécanique (mouvement), thermique (chaleur), électrique (vibration) et dynamique (vitalité).

Exemples de comparaison entre la manière d'agir des médicaments et du magnétisme :

A. — Dans les cas de constipation chronique, les laxatifs

produisent des selles en raison de leur action chimique sur les sécrétions de l'intestin.

La selle doit donc se produire, quand le médicament agit, peu de temps après son ingestion. La fonction n'est pas pour cela rétablie, le malade est donc obligé de prendre des remèdes à chaque fois qu'il éprouve le besoin d'aller à la selle.

Le succès n'est pas toujours certain, l'organisme finit par « s'habituer » aux médicaments ; il est donc nécessaire d'en augmenter de plus en plus la dose et même d'en varier la nature.

En magnétisme, au contraire, on obtient rarement une selle immédiate, mais par la répétition des séances on arrive à rétablir les fonctions de l'intestin, et après un traitement plus ou moins long, la personne constipée finit par aller tous les jours à la garde-robe.

B. — L'antipyrine calme les douleurs de tête. En détruisant en partie la sensibilité, ce médicament annihile la perception de la douleur pour un temps plus ou moins long ; de là la nécessité de reprendre le remède à chaque fois que le mal fait sa réapparition.

L'antipyrine peut calmer la douleur mais ne peut pas guérir parce que ce médicament ne peut détruire la cause du mal.

En magnétisme les choses se passent tout autrement. Si le mal de tête est occasionné par la congestion (sang à la tête, pieds froids), et que cet état congestif est lui-même déterminé par la constipation, par la répétition des séances, on arrive à rétablir les fonctions de l'intestin, et la circulation du sang reprend son cours normal.

En supprimant la cause du mal : congestion, constipation, par le magnétisme, on peut donc arriver à guérir radicalement les douleurs de tête, non pas pour un temps limité, mais pour toujours.

C. — Le salicylate de soude calme les douleurs rhumatismales et les accès de goutte, c'est un médicament calmant. Le Dr Germain Sée dit que, dans l'espace de 2 ou 3 jours, il a observé, ce qui n'est pas très catégorique, la disparition de la douleur, de la fluxion articulaire, de la rougeur, et de l'insensibilité au toucher (Dr Marc Camboulives).

Le magnétisme, en agissant sur les causes primordiales de la nutrition, permet la dissolution des sels non éliminés, cause du rhumatisme, en facilitant leur rejet à l'extérieur par les urines et la transpiration.

En supprimant la cause du mal, c'est-à-dire en faisant rejeter au dehors les matières nuisibles (les sels) le magnétisme peut donc guérir les rhumatisants et les préserver de rechutes.

Ces quelques exemples me semblent suffisants pour permettre d'établir la différence qui existe entre le mode d'action des médicaments et du magnétisme.

— On doit comprendre que tout ce travail : rétablissement des fonctions, dissolution et rejet des matières nuisibles à l'extérieur, ne peut pas se faire en un jour et n'est pas sans occasionner certains troubles qui vont quelquefois jusqu'à la douleur ; de là ces *alternatives de mieux et de mal* dont j'ai parlé plus haut.

On ne doit donc pas dire en parlant du magnétisme, comme on a l'habitude de le faire en parlant des remèdes : *Je vais essayer* ; mais on doit se renseigner près d'un magnétiseur offrant toutes les garanties d'instruction que l'on est en droit d'exiger de la part d'un praticien auquel on demande des soins.

Il y a dans les magnétiseurs comme dans les médecins, des praticiens dont la compétence est au-dessus de tout soupçon. Il y en a peut-être aussi qui, en dehors de leur faculté curative naturelle ne possèdent aucune connaissance technique; ceux-là naturellement ne réussiront que par hasard; mais en tous cas ils ne feront jamais autant de mal que le plus savant des médecins ou chirurgiens quand il se trompe, ou quand il ordonne des remèdes que le malade ne peut supporter.

C'est le moment de répéter les paroles du Dr Hayem qui dit que 80 0/0 des personnes atteintes de maladies chroniques meurent empoisonnées.

Le magnétisme peut ne rien faire quand il n'est pas employé avec connaissance de cause, mais jamais il ne fait de mal; il a cela de supérieur à toutes les médications les plus savantes.

D'après tout ce que je viens d'expliquer on comprendra qu'un malade *ne doit pas dire*, en parlant du magnétisme : Je vais essayer et si cela me fait du bien je continuerai.

Un malade ayant l'intention de se faire soigner par un magnétiseur, ne doit entreprendre le traitement qu'après s'être bien renseigné et avoir mûrement réfléchi. Agir autrement c'est s'exposer à perdre son temps.

On est en droit de porter un jugement définitif sur un magnétiseur qu'après avoir suivi régulièrement son traitement et s'être strictement conformé à ses indications.

— Dans tous les cas, quelque soit la tournure que puisse

prendre la marche du traitement, quelque soient les effets qui puissent se manifester chez le malade, l'action magnétique détermine toujours une suractivité et une sensation de bien-être inaccoutumés. Les occupations deviennent moins pénibles et le malade retrouve le repos dans un sommeil calme et réparateur.

A ce propos je crois devoir rappeler que je puis rétablir le sommeil chez tout le monde, même chez les personnes atteintes d'insomnie complète, grâce à un procédé qui m'est particulier, procédé qui a été l'objet d'un rapport spécial présenté au *Congrès magnétique* de 1900 et publié avec l'ensemble des travaux de ce Congrès international.

— Les affections de l'estomac, organe nerveux par excellence, sont aussi celles que nous traitons avec le plus de succès.

La gastrite, la gastralgie, la dyspepsie sont toujours guéries et les vomissements très vite arrêtés.

— Dans les cas de tumeurs, cancers, ulcérations, alors qu'il n'y a pas de guérison à espérer, le soulagement et la force que l'on peut donner rendent au malade la vie moins pénible. C'est déjà quelque chose puisque la médecine n'y peut rien, et que la chirurgie reconnaît l'inutilité de ses moyens. Ce sont les grands pontifs de la science qui l'avouent eux-mêmes. Le Dr Doyen, comme qui dirait le Pie X de la médecine Française, a écrit, dans une lettre, publiée par le journal *Le Matin* à propos de sa polémique avec le Dr Rothschild : « On doit chercher ailleurs que dans la chirurgie la guérison du cancer. »

— Dans les cas où les malades rendent dans leurs matières des aliments non digérés, les selles redeviennent normales, la chaleur se rétablit, les forces reviennent.

Ces cas sont presque toujours graves, quand même ils ne sont accompagnés d'aucune douleur; ils vont généralement de pair avec une grande faiblesse, de l'engourdissement dans les membres, la peau et le dos sont presque toujours froids.

— L'anémie, cet état qui peut avoir des conséquences si fâcheuses surtout chez les jeunes filles, peut être combattue avec la plus grande facilité.

Plus un malade est faible plus le résultat est rapide et visible, nous pouvons le prouver tous les jours, l'appétit et la force reviennent comme par enchantement.

— Quant à la tuberculose pulmonaire elle est également susceptible d'être guérie ou soulagée selon l'état du malade. Dans la dernière période, alors que tout espoir semble perdu, on peut toujours donner au malade la force qui l'abandonne, et faciliter chez lui la respiration qui devient de plus en plus difficile.

Dans la troisième partie, on verra quelques observations au sujet de cette terrible maladie.

— Les névralgies, les migraines peuvent également être soulagées ou radicalement guéries selon l'état du malade; ces cas sont presque toujours l'indice de quelque désordre organique, il reste au magnétiseur à trouver la cause du mal.

— Comme je l'ai déjà dit, toutes les affections essentiellement nerveuses, c'est-à-dire celles qui ne sont compliquées par aucunes lésions organiques : danse de Saint-Guy, hystérie, crise de nerfs de toutes natures, sont généralement très vite guéries.

Quant à l'épilepsie, cette terrible maladie pour laquelle la médecine classique n'a aucun traitement véritablement efficace, la guérison est d'autant plus certaine que les crises sont plus rapprochées et plus régulières. L'ancienneté de cette affection, contrairement à toutes les autres maladies organiques, ne m'a jamais semblé augmenter la difficulté. Ainsi, par exemple, un malade qui tombe tous les jours, ou toutes les semaines, le même jour, est plus vite guéri que celui qui tombe de temps en temps, voir même 5 ou 6 fois dans un an.

Dans les cas à crises irrégulières et éloignées, nos efforts doivent tenter au rapprochement des attaques et à leur régularité, puisque ces conditions sont plus favorables pour la bonne conduite du traitement.

Quels que soient les cas d'épilepsie que nous ayons à traiter, toutes les indispositions qui accompagnent cette maladie : maux de tête, maux de cœur, étourdissements, courbature, hébétitude, indispositions qui surviennent généralement après les crises, quelques séances suffisent pour les faire disparaître.

— Les maladies à inflammations : comme l'inflammation d'intestins, la péritonite et toutes les maladies intérieures, la difficulté de la guérison est naturellement en rapport avec les désordres ou lésions qu'elles ont occasionnés dans l'organisme.

Certaines affections considérées comme de nature infectieuse, par exemple : la rougeole, la fièvre scarlatine, la fièvre muqueuse ou typhoïde, l'influenza, etc... semblent également augmenter la difficulté de la guérison dans les maladies chroniques, alors même que les malades en auraient été atteints depuis de longues années.

Les exemples prouvent que ces maladies laissent dans l'organisme et tout particulièrement dans les intestins, des lésions qui semblent ne jamais complètement disparaître.

— Les diabétiques, les albumineux pour lesquels la médecine n'a aucun traitement efficace, demandent un temps assez long pour arriver à la guérison. Il faut 4, 5, 6, et même 8 mois pour arriver à un bon résultat. Cela se comprend étant donnée l'atonie complète des organes.

Chez ces malades la réaction organique est presque complètement nulle. La gravité de leur état ne se revèle pas par la douleur, mais par leur abattement, l'engourdissement des membres et surtout des extrémités; ils se sentent même parfois comme paralysés. Il faut quelquefois 7 ou 8 séances pour arriver à réveiller chez eux la sensibilité et les mettre ainsi en état de pouvoir apprécier les effets de notre action.

— En raison de son action vivifiante, le magnétisme peut, en redonnant aux tissus leur vitalité, faire disparaître les hernies et les descentes de matrices. Au début les hernies peuvent être guéries sans aucun appareil, et dans les cas anciens, le traitement magnétique, secondé par un bandage approprié au cas, obtient toujours les plus heureux effets.

Il est rare qu'un bandage seul guérisse; il n'a du reste aucune action par lui-même, il maintient la hernie et c'est tout; aussi voit-on des hernieux porter des bandages toute leur vie, et encore ils n'en trouvent pas toujours un qui leur donne satisfaction.

— L'incontinence d'urine, véritable infirmité également due à l'atonie de la vessie, peut toujours être guérie par le même moyen, et chez les vieillards, quand elle est occasionnée par la paralysie, elle peut être considérablement améliorée.

Pour ma part, je puis affirmer et prouver tous les jours que je n'ai jamais vu un seul cas résister à mon traitement.

— Quant aux accidents du retour d'âge, ils disparaissent toujours sous l'influence de l'action magnétique. Il est impossible de les énumérer ici tant leur variété est grande, ils se manifestent toujours par une perversion dans la circulation du sang, par des troubles nerveux et même cérébraux. Dans ces derniers cas, c'est alors la neurasthénie avec toutes ses complications : idées noires, idées fixes, pensées de mort, cauchemars avec visions épouvantables, engourdissement et menace de paralysie.

Les neurasthéniques sont les plus ennuyeux à soigner, non pas à cause de la maladie elle-même, mais en raison de la bizarrerie de leur caractère; ils changent d'avis à chaque instant et abandonnent le traitement pour en entreprendre un autre qu'ils laisseront également sans savoir pourquoi. Quand ces malades sont entourés de personnes non favorables au magnétisme, il est rare de les voir nous laisser le temps d'arriver à un résultat final. Par contre, dans des conditions meilleures, la guérison est certaine.

*
* *

Sans être des neurasthéniques, il y a beaucoup de malades qui agissent ainsi; ils viennent nous trouver parce qu'on leur a conseillé de venir et nous laissent, si d'autres personnes leur disent le contraire.

Ils traînent d'une salle d'attente de médecin dans une autre; ils font venir tous les remèdes vantés dans les annonces des journaux, ils déblatèrent les uns, proclament les autres.

Ces malades qui constituent une catégorie particulière ont perdu *la confiance en soi*, ils ne sont plus eux-mêmes, ils subissent l'influence de tout le monde sans toutefois croire les uns plus que les autres.

Etant donnée cette disposition de chacun à juger les autres d'après soi-même; ne pas avoir *la confiance en soi* amène forcément à manquer de confiance dans les autres.

C'est donc mener une existence bien malheureuse que de vivre constamment dans l'incertitude et dans la défiance.

Quand ces pauvres démoralisés sont riches, leur argent est là pour parer à tout, mais s'ils ne possèdent rien ils mènent une vie de douleur, en travaillant pour les autres, et arrivent au bout du rouleau sans avoir jamais connu de bons moments.

*
* *

Pour obtenir une guérison complète dans les affections chroniques, il faut en général 20 à 30 séances et souvent un plus grand nombre; un traitement peut durer trois mois, comme il peut durer 6 mois mais rarement plus.

Il peut cependant arriver que des affections fort anciennes se guérissent presque instantanément, mais ces guérisons, si rapidement obtenues, ne sont que des exceptions sur lesquelles on ne peut guère compter. On en verrra quelques cas dans la troisième partie à titre de curiosité.

Je crois utile de rappeler ici qu'une affection chronique n'est pas une maladie dans une période d'évolution avec phases rapides, comme une maladie aiguë. Une affection chronique est *un état permanent*; guérir un malade chronique c'est donc transformer entièrement son état. C'est l'impossible pour la médecine officielle avec tout son arsenal thérapeutique et pour les magnétiseurs c'est de la pratique la plus courante. Nous ne demandons que le temps nécessaire et un peu de patience de la part des malades.

Dans ma pratique, j'ai cru pouvoir observer que le succès me paraît plutôt dépendre de la constitution intime du malade, que du genre de la maladie; c'est ce qui explique que la même affection peut être très vite guérie chez un malade pendant que chez un autre elle résiste beaucoup plus longtemps à notre action.

Une maladie, même très bénigne, peut prendre des proportions pouvant augmenter la difficulté de la guérison, chez un malade portant déjà en lui des germes morbides lui ayant été transmis par hérédité, ou qu'il aurait pu contracter accidentellement.

— Les malades à forte corpulence, les obèses, m'ont toujours paru offrir plus de difficulté que les autres, ce qui paraît affirmer ce dit-on populaire : La maladie est en proportion de la force. Seulement ici, le mot force veut plutôt dire, grosseur, et non la véritable vigueur qui caractérise l'homme bien portant.

Quand on possède les notions les plus élémentaires de physiologie, on ne peut comprendre pourquoi l'esprit public s'obstine à voir la santé dans l'énormité de la taille et dans la rougeur du teint.

Il n'y a pas d'exception, les gens gros et rouges sont des malades alors même qu'ils ne souffrent pas. Ce sont des candidats à la mort subite ou à la paralysie, et quand une affection quelconque se déclare chez eux, ils sont plus gravement atteints que les autres.

Ce sont du reste presque toujours des artritiques ou des

emphysimateux tout disposés à une maladie du foie qui n'attend qu'une occasion pour se manifester.

Chez les personnes très grosses, la réaction organique est difficile à produire en raison de l'envahissement du système nerveux et circulatoire par le tissu graisseux. Il faut un temps assez long pour arriver à un résultat appréciable.

Comme le magnétisme est le seul traitement qui puisse favoriser la dissolution et l'évacuation des principes morbides, c'est donc le moyen le plus certain pouvant améliorer l'état de ces malades.

— Maintenant, les malades pris dans un sens général, qu'ils soient atteints d'une maladie aiguë, ou d'un état chronique quelconque, doivent être classés en trois catégories.

1° Ceux que l'on peut guérir radicalement;

2° Ceux que l'on peut seulement soulager;

3° Ceux que l'on ne peut ni guérir ni même soulager.

Il importe au praticien compétent de renseigner chaque malade, sur les soins que nécessite son état en lui donnant une idée approximative du temps que pourra durer son traitement ainsi qu'un aperçu des effets qui pourront se manifester chez lui.

*
* *

Il existe également une foule de circonstances ayant leur importance dans le résultat d'un traitement. Il faut en effet tenir compte du milieu dans lequel vit le malade, et de l'influence que peuvent avoir sur lui les personnes de son entourage; si les unes sont pour le magnétisme et les autres contre, de là, peut naître son indécision, surtout lorsque le malade n'a pas cette *assurance personnelle* qui, seule, peut permettre de juger sainement les choses.

L'état moral y est également pour quelque chose. Une personne malade qui, en plus de ses souffrances physiques, est tourmentée par des ennuis de famille, par des embarras d'argent, par enfin quelqu'une de ces misères dont notre pauvre cervelle peut être hantée, sera moins vite guérie qu'une autre étant dans une situation pouvant lui donner toutes les satisfactions, surtout si elle est incapable de prendre le dessus de ses tourments.

Dans ce cas, en outre du traitement magnétique ordinaire dont nous parlons dans ce petit onvrage, on doit avoir recours au *magnétisme personnel* qui, seul, peut faire renaître chez ces affligés ce que nous appelons *la confiance en soi*. Grâce à *l'énergie* retrouvée ainsi, ils supporteront mieux les mauvais moments et pourront arriver à améliorer leur situation.

Avec *la confiance* en soi, il n'y a pas de pires ennuis dont on ne puisse sortir. Il n'y a pas de plus petite situation que l'on ne puisse améliorer.

Naturellement l'amélioration ne peut être qu'en rapport avec la situation déjà existante. Un terrassier ne deviendra pas entrepreneur en quelques jours; un petit marchand colporteur ne deviendra pas un grand industriel du jour au lendemain; mais en procédant graduellement on arrive à gravir chaque échelon, et on finit par atteindre le but que l'on vise.

J'ai connu un ouvrier boulanger qui souffrait depuis de longues années d'une affection chronique; il était marié, sa femme, malade aussi, s'occupait non sans peine de ses deux petits enfants. C'était la misère dans tout ce qu'elle peut amener d'affreux et l'alcoolisme faisait son entrée dans la maison,

J'ai vu, de mes yeux vu, cette famille dans la situation la plus lamentable qu'il soit possible de se trouver. Aujourd'hui cet ouvrier, autrefois malade et dans la misère, est à la tête d'une des plus importantes boulangeries, dans un quartier populeux de Paris.

Aucun héritage, aucun événement n'est venu favoriser cette famille, personne ne leur est venu en aide; ils sont par eux-mêmes, arrivé à un tel résultat.

Cet exemple n'est pas unique, j'en connais personnellement quelques-uns comme celui-là.

*
* *

La température a également une certaine influence sur les malades et vient quelquefois contrarier les bons effets d'un traitement.

Le temps pluvieux, brumeux réveille les douleurs et porte à la tristesse; le vent et l'orage excitent et rendent impatients les gens nerveux. L'hiver les malades guérissent moins vite que pendant la belle saison ; les maladies chroniques ont tendance à s'aggraver ou à se compliquer d'affections particulières aux mauvais temps : comme les rhumes, bronchites, pleurésie, influenza, etc., chez tous les êtres vivants l'organisme est engourdi car le sang, comme la sève dans les végétaux, n'a pas la vigueur des beaux jours.

Les variations de la température influent sur la nature entière, les malades plus que tout le monde en ressentent les effets.

— Dans tous les traitements en général, la physionomie du malade change d'une façon appréciable au fur et à mesure que disparaissent les symptômes les plus inquiétants, et cette expression symptomatique de souffrance, généralement familière aux personnes minées par la maladie, fait place à une expression plus vive, plus gaie; le teint s'éclaircit, ce qui montre bien le changement heureux se produisant dans l'organisme.

Les médicaments restant presque toujours sans effet dans les maladies chroniques, le magnétisme doit donc être considéré comme le traitement le plus efficace, puisqu'il permet d'obtenir un résultat satisfaisant dans la plupart des cas restés rebelles à toutes espèces de médications.

Cette brochure, étant particulièrement écrite dans le but de renseigner les malades désireux de se faire soigner par notre méthode, je vais donner dans la troisième partie un aperçu des résultats que nous obtenons journellement, et chacun pourra se rendre compte dans une certaine mesure de ce que l'on peut attendre de ce moyen si naturel de guérison.

Je crois devoir terminer cette partie en citant les paroles d'un médecin qui a consacré toute sa vie à la propagation du magnétisme :

« Quand la médecine consentira à admettre notre concours, ce sera un grand bienfait pour l'humanité, et nous osons croire que les médecins regretteront la perte de bien des malades qu'ils auraient pu sauver en se mettant un peu plus promptement au courant des possibilités nouvelles que nous leur offrons. (Dr GÉRARD.)

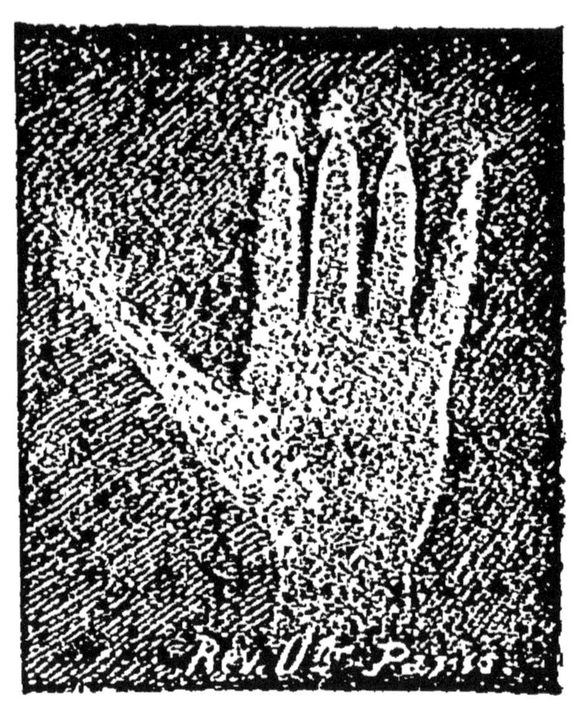

EFFLUVES MAGNÉTIQUES

SE DÉGAGEANT DES DOIGTS DES MAGNÉTISEURS

TROISIÈME PARTIE

EXEMPLES DE GUÉRISONS OBTENUES PAR LE MAGNÉTISME

Vu l'impossibilité de citer des exemples de guérisons obtenues dans toutes les maladies, les quelques observations mentionnées dans cette partie serviront de comparaison pour les cas dont il n'est pas question. Ces cures sont prises au hasard dans le *Journal du Magnétisme, du Massage et de la Psychologie*, organe de l'Institut magnétique de France, dont le service régulier est fait aux sénateurs et aux députés.

Nous ne citerons aucun cas que la dignité se refuse à faire connaître publiquement comme par exemple : l'épilepsie, l'incontinence d'urine et certaines affections cérébrales et intimes, mais nous pouvons cependant en faire connaître discrètement aux personnes qui pourront nous donner la preuve que cela peut les intéresser.

1re Observation. — Cette première observation a une importance considérable pour moi personnellement ; c'est la première guérison que j'ai obtenue aussitôt mon arrivée à Angers. De plus, elle prouve que l'imagination n'est pour rien dans notre pratique puisque le malade était un nouveau-né. Je laisse au père du petit malade le soin d'expliquer la guérison de son fils :

« Mon petit garçon, né le 5 juin 1898, était atteint de convulsions ; 40 à 60 crises survenaient par 24 heures. Les quatre médecins qui furent appelés déclarèrent mon enfant perdu. Le Dr B... appuya ce pronostic, disant que dans toute sa carrière il n'avait vu qu'un cas semblable et que le malade était mort après 15 jours de traitement.

« Désolé, je fis appeler M. ALBERT qui venait d'arriver à Angers. Après sa première séance, le 29 juin, les crises furent immédiatement réduites à 12 ; elles allèrent ensuite en diminuant de durée et d'importance pour se terminer complètement le 9 juillet, soit après 10 jours de soins

« C'est donc bien à M. ALBERT que nous devons la guérison de notre enfant. Nous sommes autant reconnaissants qu'émerveillés, attendu que nous ne nous faisions aucune idée du magnétisme. Nous avons essayé ce traitement pour ne rien avoir à nous reprocher, etc... »

PINFORMIS, boucher,
à Malaquais-Trélazé, près d'Angers.

(*Journal du Magnétisme*, octobre 1898.)

On ne peut attribuer au hasard cette guérison, car j'ai obtenu de nombreux résultats analogues à celui-ci. La 2e observation sera une preuve de plus.

2e Observation. — « Mon petit garçon avait 6 semaines lorsqu'il fut atteint de convulsions qui survenaient à chaque instant ; nous nous attendions à le perdre d'un moment à l'autre. Pendant les crises il devenait tout noir et ne pouvait plus respirer.

« Les remèdes n'avaient produit aucun résultat; le médecin nous avait du reste déclaré qu'il n'y avait pas d'espoir, lorsqu'on nous a conseillé de faire venir M. ALBERT.

« Il y a eu une grande amélioration dès les premières séances. Les grandes crises diminuèrent et devinrent moins fréquentes pour se terminer complètement après 20 séances. Depuis un an qu'il est guéri il ne s'est pas produit de rechute; il a aujourd'hui 16 mois et se porte très bien, etc.. »

MARTIN, entrepreneur de peinture,
3, rue Saint-Lazare, Angers.
(Octobre 1902.)

3e Observation. — « Ma petite fille âgée de 12 mois dépérissait de jour en jour; les médecins ne pouvaient trouver sa maladie; ses jambes d'une maigreur extrême ne pouvaient plus la porter. Comme nous avions déjà perdu un enfant dans ces mêmes conditions, nous étions toujours dans l'inquiétude.

« Ayant entendu parler des guérisons obtenues par M. ALBERT nous l'avons fait venir. Le résultat a dépassé ce que l'on pouvait imaginer. Après sa première séance, ma petite fille s'est trouvée moins anéantie, elle a pu manger, la fièvre a disparue et 7 ou 8 séances ont suffi pour obtenir une guérison complète.

« Depuis 2 ans 1/2 que notre enfant a été guérie elle n'a jamais eu la moindre indisposition. »

Emile VEILLON,
57, rue des Fours-à-Chaux, Angers.
(Mars 1902.)

4e **Observation.** — « En 1898 ma fillette, qui avait alors 19 mois, était atteinte de dyssenterie, elle rendait le sang depuis 15 jours. Le médecin qui la soignait ne nous donnait aucun espoir; nous nous attendions à la perdre d'un moment à l'autre, lorsqu'un de nos amis qui avait été témoin de guérisons, nous a conseillé de faire venir M. ALBERT.

« Il y eut tout de suite un mieux visible. Elle est sortie, après sa première visite, de l'état de torpeur et de faiblesse qui nous inquiétait tant. Elle a pu le soir même prendre quelque chose, et 5 séances ont amené la guérison complète.

« Depuis 3 ans qu'elle est guérie elle n'a jamais été malade; elle a aujourd'hui 5 ans et est en parfaite santé, etc.. »

A. CHÉROT,
Facteur chef des Postes à Angers.
(Juin 1902.)

5e **Observation.** — « Ma petite fille avait 6 mois lorsqu'elle tomba malade. Elle vomissait tout ce qu'elle prenait, même les remèdes. Elle n'avait plus aucune force et était devenue d'une maigreur extrême; nous nous attendions à la perdre tous les jours.

« Le médecin a tout essayé sans aucun résultat. Désespérés, nous avons envoyé chercher M. ALBERT qui l'a complètement guérie en 8 séances et sans aucun médicament. Elle a aujourd'hui 3 ans 1/2 et se porte bien, etc... »

A. VALPIN,
rue de l'Etenduère, 120, Angers.
(Août 1902.)

6e Observation. — « Ma petite fille, âgée de 2 ans, ne pouvait se tenir sur les jambes qui fléchissaient quand on voulait la mettre debout. Le médecin qui la soignait nous disait qu'elle avait les os trop faibles et lui ordonnait des fortifiants, de la chaux sous différentes formes. Son état allait toujours en s'aggravant, la colonne vertébrale ressortait dans le bas du dos; elle ne pouvait même plus rester assise, j'étais obligée de la tenir toujours couchée; quand je la tenais sur mes bras, son corps retombait en arrière. Ne sachant plus que faire, nous avons cessé les remèdes. Nous sommes allés la conduire à M. Albert qui l'a complètement guérie en 20 séances, etc... »

Le Floch,
rue Lareveillière, 80, Angers.
(Octobre 1901).

7e Observation. — « Mon petit garçon, âgé de 27 mois, avait une épaule beaucoup plus grosse que l'autre, la colonne vertébrale ressortait dans la région des reins et il commençait à marcher en se voûtant. Comme il était d'un tempérament très délicat son état nous donnait beaucoup d'inquiétudes.

« Nous sommes allés trouver M. Albert qui l'a complètement guéri en 15 séances, et depuis 2 ans il se porte très bien. »

Gohaud, Jean-Baptiste,
rue Béranger, Angers.

Comme la plupart de ces cas, mauvaise attitude, déviation de la colonne vertébrale, etc., sont la conséquence d'une grande faiblesse, le magnétisme est tout indiqué en raison de son action vivifiante.

8e Observation. — « En 1900 mon petit garçon, âgé de 3 ans, était atteint d'une inflammation d'intestins. Les remèdes que les médecins lui avaient ordonnés ne produisaient aucun effet, l'estomac ne pouvait pas plus les supporter que la nourriture ; il vomissait tout, il s'en allait de jour en jour. Nous avons eu recours à M. ALBERT après avoir essayé un peu de tout, et c'est à lui que je dois la guérison de mon fils qui a 6 ans aujourd'hui et se porte aussi bien que possible. »

HAUSER,
36, rue Saint-Lazare, Angers.
(2e Trimestre 1904.)

9e Observation. — « C'est avec reconnaissance et une grande joie que je vous adresse mes remerciements car vous avez sauvé mon fils, âgé de 4 ans, d'une maladie qui allait l'emporter.

« Plusieurs médecins l'avaient soigné sans résultat, ils ne trouvaient même pas sa maladie ; un, cependant, déclarait que c'était la fièvre scarlatine et, en 3 séances vous l'avez arraché à une mort certaine.

« Voilà un an qu'il a été guéri ; il a 6 ans aujourd'hui et est en parfaite santé, etc. »

Femme LEPERSON,
rue Traversière, Angers.
(Octobre 1900.)

Il est question ici d'une maladie aiguë en pleine activité. Comme on le voit l'action magnétique agit avec une extrême rapidité.

Ces guérisons obtenues sur des enfants, le premier âgé de 11 jours, et le dernier âgé de 4 ans prouvent encore une fois qu'il n'est pas nécessaire que le malade ait confiance dans le magnétisme; un enfant qui n'a pas encore sa raison ne peut naturellement pas se faire une idée des soins qu'on lui donne.

Plus l'enfant est jeune plus le résultat est rapide à cause de sa passiveté; l'enfant se laisse faire, c'est tout ce que nous demandons à nos malades, ils sont libres de ne pas nous accorder leur confiance.

J'ai la certitude que l'enfant *sent le bien* qu'on lui fait, je les ai toujours vus se laisser faire, et même s'ils pleurent, ils cessent de crier aussitôt que je les touche. Cela paraît extraordinaire, cependant je suis à même d'en donner la preuve tous les jours.

Je continue à citer d'autres cas, toujours pris au hasard, sans distinction d'âge ni de maladies, et sans m'occuper à les classer par dates.

Pour être plus bref je ne donnerai qu'un extrait succinct des attestations remises par les malades, dont les signatures sont presque toutes légalisées.

10e Observation. — « Depuis 18 mois j'étais atteint d'une maladie qui me faisait horriblement souffrir. Tous les muscles du corps étaient visiblement et constamment agités. Je ne dormais guère que quelques heures par semaine.

« J'ai vu plusieurs médecins, pris toutes sortes de remèdes sans obtenir de soulagement. A l'hôpital on a voulu me faire mille pointes de feu, sans toutefois m'assurer la guérison; j'ai eu la bonne idée de ne pas y consentir car je suis allé trouver M. ALBERT qui m'a complètement guéri.

« Comme j'avais tout essayé je n'avais pas plus de confiance dans le magnétisme que dans autre chose; je ne savais pas du tout ce que pouvait être cette façon de soigner.

« Il a fallu 25 séances pour que ma guérison soit complète; après la 5e j'ai pu dormir, etc. »

BEAUSSANG Auguste,
Cour des Bouvries, route d'Avrillé, Angers.
(Mars 1899.)

11e Observation. — « Ma nièce, âgée de 14 ans, était atteinte d'une affection nerveuse qui devenait de plus en plus inquiétante. A certains moments sa bouche se contorsionnait au point de la défigurer complètement.

« Elle a pris du bromure de potassium sans aucun résultat. Voyant le mal empirer nous l'avons conduite à M. ALBERT, qui l'a complètement guérie, l'année dernière, en 15 séances ».

Madame BUTTIER, à Roc Epine, Angers.
(Juin 1900.)

12e Observation. — « Depuis 3 ans j'étais affligé de vertiges et de syncopes complètes qui survenaient plusieurs fois par jour. Le sommeil était nul ou troublé de cauchemars. Je ne pouvais faire aucun travail. Je ne pouvais ni regarder en l'air, ni tourner la tête à droite et à gauche, tout changement brusque du regard m'occasionnait une syncope.

« Je ne pouvais supporter aucune nourriture; j'étais très constipé et j'avais des maux de tête très violents, ainsi que des battements de cœur au point d'étouffer à chaque instant.

« J'avais tout essayé sans aucun résultat. On m'avait ordonné de la digitale et du bromure préparés de toutes les façons, ce qui m'avait occasionné un affaiblissement considérable de l'ouïe et de la mémoire.

« C'est dans le plus triste état que je suis allé voir M. ALBERT qui m'a dépeint tout ce que j'éprouvais sans que je lui ai donné le moindre renseignement.

« Un mieux sensible s'est produit vers la 6e séance et peu à peu mon état s'est amélioré; il se produisait de temps en temps des rechutes qui me décourageaient.

« Comme j'avais tout essayé je me suis résigné à continuer le traitement. Bien m'en a pris car la guérison a été complète en 30 séances. J'ai repris mes occupations; de plus j'ai pu faire ma période de 13 jours comme si je n'avais pas été malade, etc. »

Emmanuel GENTIL, Entrepreneur de serrurerie,
22, rue Saint-Léonard, Angers.
(Juillet 1900.)

13e Observation. — « J'étais malade depuis longtemps, et depuis 5 mois surtout je souffrais de douleurs terribles dans le ventre et dans l'estomac.

« Le médecin m'avait fait rentrer à l'hôpital où j'étais restée 5 semaines en traitement. Comme mon état allait en s'aggravant on voulait m'opérer; ne voulant pas me résigner à une opération j'ai exigé ma sortie.

« Sur le conseil d'une voisine je suis allée trouver M. ALBERT qui, jugeant mon état très grave, n'a consenti à me soigner que sur mes supplications. J'ai eu du mieux à la 3e séance; j'ai pu manger un peu et dormir, et après 25 séances la guérison a été complète. »

Mme veuve GERMAIS, rue Saint-Lazare, 25, Angers.
(Octobre 1900.)

Dans les Annales du magnétisme, on trouve beaucoup de guérisons de ce genre. L'action magnétique, en raison de ses propriétés dissolvantes, peut faire dissoudre des tumeurs et éviter ainsi des opérations dont les suites sont toujours déplorables.

14e Observation. — « Depuis l'âge de 14 ans j'étais atteinte d'une maladie d'estomac qui me faisait beaucoup souffrir. Je renversais le sang à pleine bouche, sitôt que je prenais de la nourriture ; je ne pouvais même pas supporter le lait que je rendais caillé.

« J'étais dans cet état depuis 4 ans et l'on disait que je m'en allais de la poitrine. Désespérée on m'a conduite chez M. ALBERT qui m'a complètement guérie en 4 mois, pendant lesquels il m'a soigné une vingtaine de fois, etc. »

Louise-Augustine GURY,
au Château de la Tremblay,
Sainte-Gemmes, près d'Angers.
(Janvier 1901.)

15e Observation. — « Depuis une fièvre muqueuse qu'elle avait contractée à l'âge de 11 ans, ma fille souffrait continuellement de l'estomac ; elle ne supportait plus rien. Elle avait aussi de grands maux de tête, elle se sentait serrer comme dans un étau ; son état nerveux était très inquiétant, par moment elle avait des crises de pleurs et de rire involontaires.

« Nous avions essayé tout ce que nous avions pu sans obtenir de soulagement lorsqu'on nous a conseillé de voir

M. ALBERT, qui l'a complètement guérie en 20 séances de cette maladie qui nous inquiétait depuis 7 ans. »

Mme GERBAN,
99, rue Saint-Nicolas, Angers.
(Décembre 1899.)

16e **Observation.** — « A la suite d'une couche ma femme était restée complètement privée du mouvement des membres et de la partie supérieure du corps. Les yeux étaient fixes dans les orbites ; elle était comme complètement paralysée ; elle a été soignée par tous les médecins qu'il nous a été possible de voir sans que nous ayons pu constater le plus petit soulagement.

« Les uns l'ont soignée, pour une maladie de la moelle épinière, les autres pour le mal de Poot ; certains prétendaient qu'elle était ankylosée ; elle est restée ainsi *pendant 9 ans*.

« Ayant entendu parler des guérisons extraordinaires obtenues par M. ALBERT d'Angers, nous l'avons fait venir, bien que ma femme ne voulait plus entendre parler de traitement n'ayant plus confiance en personne.

« Chose curieuse qu'il est impossible de croire sans l'avoir vue : le lendemain de la séance, presque à la même heure, ma femme s'est mise à crier, il lui semblait que quelque chose se déchirait dans l'intérieur de son corps, et presque tout d'un coup, tous ses mouvements sont revenus !

« C'est donc en une seule fois que s'est opérée cette guérison extraordinaire que toutes les personnes du pays peuvent attester.

« Nous sommes ensuite allés trouver M. ALBERT 8 ou 10

fois pour assurer la guérison, et depuis 8 mois elle a repris ses occupations de la maison. »

Joseph COUDRAY,

à Hommes, près Château-la-Vallière (I.-et-L.)

(Décembre 1901.)

Cette guérison est une des plus extraordinaires par sa rapidité, étant donnée l'ancienneté de la maladie. Naturellement peu de malades peuvent s'attendre à un résultat semblable; malgré cela ce n'est pas un cas isolé, je puis pour ma part en citer pas mal d'autres du même genre.

17e **Observation.** — « Au mois de janvier 1900 j'ai eu une attaque de croup. On m'a fait une piqûre de sérum et à la suite de cette maladie je suis restée paralysée. Le médecin qui me soignait me dit que cette paralysie avait été occasionnéé par l'injection du sérum.

« Je ne pouvais plus rien faire, je ne me sentais plus les mains, le bout des doigts était tout blanc; il m'était impossible de tenir le moindre objet; j'étais tellement faible que je ne pouvais plus me tenir sur les jambes.

« C'est dans un état lamentable que l'on m'a conduite près de M. ALBERT dont on parlait beaucoup.

« Après la première séance, je me suis sentie plus forte; puis quelques jours après, une réaction inexplicable s'est produite en moi; je me suis sentie guérie tout d'un coup; j'ai pu m'occuper dans mon ménage au grand étonnement des personnes qui me connaissaient; tout le monde accourait me voir.

« Je suis allée ensuite trouver M. ALBERT 10 autres fois. Je ne sais comment le remercier. »

Jeanne MOREAU,
A Châtillon-sur-Sèvres (Deux-Sèvres).
(Septembre 1901.)

Cette guérison n'est pas seulement remarquable par sa rapidité, elle permet aussi d'observer que les fameuses injections ne sont pas toujours sans danger. Quand la réaction organique est impossible chez un malade, le liquide étranger introduit dans le sang occasionne souvent des troubles plus dangereux que la maladie que l'on veut combattre.

18e **Observation.** — « Ma fille, âgée de 18 ans, souffrait de l'estomac depuis plusieurs années. Son état s'est aggravé tout d'un coup au point de s'aliter. Elle renversait 15 et 20 fois par jour, et ne pouvait supporter la moindre nourriture, pas même le lait.

« Cinq médecins l'avaient soignée sans résultat ; rien ne pouvait empêcher les vomissements, elle était considérée comme perdue.

« Ses forces s'en allaient de jour en jour, elle toussait et crachait comme l'avait fait son frère qui était mort dans les mêmes conditions l'année d'avant.

« Quand nous avons envoyé chercher M. ALBERT, elle était sans connaissance, sa peau était froide. Le médecin avait dit qu'elle ne passerait pas la nuit.

« Après la première séance, la chaleur et la sensibilité son revenues.

« Le mieux s'est accentué peu à peu ; elle est retombée

plusieurs fois; chaque séance que faisait M. ALBERT semblait lui donner de la vie. Après la 8e séance on a pu être assurés que le danger était conjuré, le mieux était de plus en plus appréciable, l'appétit et la force sont revenus et après 4 mois de soins la guérison a été complète.

« C'est donc bien à M. ALBERT que je dois la guérison de ma fille puisque 5 médecins l'avaient abandonnée. Voilà un an qu'elle est guérie et se porte aussi bien que possible. »

Mme OUVRARD,
rue du Portail-Louis, 43, Saumur.
(Décembre 1901.)

19e Observation. — « Ma, fille âgé de 16 ans, avait perdu complètement l'usage de la parole, il lui était impossible de prononcer le moindre mot. Nous avions essayé pas mal de choses sans obtenir aucune amélioration. En 6 séances M. ALBERT l'a complètement guérie, voilà 2 ans. »

BENION-PICHOT,
à Montenault, commune de Faye,
par Thouarcé (M.-et-L.).
(Avril 1902.)

20e Observation. — « Je certifie que M. ALBERT m'a complètement guérie d'une gastrite dont j'étais atteinte depuis longtemps.

« Depuis un an je me porte bien, la digestion est bonne, les selles sont régulières; de plus, les périodes menstruelles ne m'occasionnent plus de douleurs comme avant. »

Mme MAUSSION, à Saint-Germain-de-Domeray,
par Durtal (M.-et-L.).
(Octobre 1905.)

21° Observation. — « Depuis 4 ans je souffrais de l'estomac; avant j'avais eu une fièvre scarlatine, Je ne pouvais plus rien supporter, je suis resté jusqu'à 10 jours sans aller à la selle; de plus, j'avais des battements de cœur très violents; j'avais pris bien des remèdes sans obtenir la moindre amélioration. J'avais dû cesser mon travail n'ayant plus assez de forces.

« Ayant entendu parler des guérisons obtenues par M. ALBERT, je suis allé le trouver. Je n'ai pas eu de mieux sensible avant la 10e séance, puis peu à peu mon état semblait s'améliorer pour retomber plus mal à d'autres moments, ce qui me décourageait. Comme tous les traitements que j'avais suivis ne m'avaient jamais rien fait, j'ai persisté à me faire soigner par M. ALBERT qui me promettait toujours la guérison.

« Après une vingtaine de séances j'étais devenue bien mieux et en 40 séances la guérison a été complète. Voilà un an que j'ai repris mon travail et je me porte bien. »

Joseph RICHARD,
au May-sur-Evre (M.-et-L.).
(Juin 1902.)

22° Observation. — « Mon fils, qui vomissait jusqu'à 20 fois par jour, a été complètement guéri par M. ALBERT, en 15 séances, et depuis 16 mois il se porte bien, etc. »

F. BARRÉ,
au May-sur-Evre (M.-et-L.).
(Avril 1903.)

23e **Observation.** — « Je certifie que M. ALBERT m'a guérie d'une maladie d'estomac dont j'étais atteinte depuis 15 ans ; j'avais tout essayé sans résultat.

« Il a fallu une douzaine de séances pour arriver à une amélioration sensible ; j'ai eu de la patience parce que j'avais vu d'autres personnes qui avaient été guéries.

« Mon état est devenu satisfaisant après 5 mois de traitement, pendant lesquels j'ai eu quelques rechutes. Voilà 8 mois que j'ai repris mon travail, etc... »

Mme FAUVEAU,
3, boulevard Daviers, Angers.
(Janvier 1902.)

24e **Observation.** — « Je certifie que M. ALBERT a guéri mon fils, voilà presque 3 ans, de la danse de Saint-Guy avec paralysie du côté droit, etc... »

FOUSSARD-CAYLA,
fabricant de meubles,
26, rue du Portail-Louis, Saumur.
(Août 1903.)

25e **Observation.** — « Je soussigné, certifie qu'en 1899 M. ALBERT a soigné ma fille, atteinte d'une maladie grave de l'estomac, avec complication d'anémie. L'état général ne laissait guère d'espoir. La guérison a été complète en 2 mois.

« Non seulement M. ALBERT a guéri ma fille, mais il a à ma connaissance, obtenu, tant à Saumur que dans les environs, des guérisons extraordinaires sur des personnes que j'avais engagées à s'adresser à lui. »

FELICI,
chef de Gare, Saumur.
(Octobre 1903.)

26e Observation. — « J'ai eu l'influenza à l'âge de 17 ans et une bronchite dont je ne me suis jamais relevé. Peu après il est survenu une inflammation d'intestins et une pleurésie dans les deux côtés suivis de diabète et d'albuminurie.

« Pendant 5 mois je n'ai pu prendre la moindre nourriture ; je suis tombé dans une faiblesse extrême.

« Après avoir tout essayé j'ai eu recours à M. ALBERT. J'ai eu du mieux à la 7 ou 8e séance. Plusieurs fois je suis retombé plus mal et enfin, après 25 séances, j'ai pu reprendre mon travail, etc... »

Joseph SUTEAU,
au Plessis-de-Mésanger,
près d'Ancenis (M.-et-L.).
(Novembre 1904.)

27e Observation. — « Ma fille âgée de 18 ans, était atteinte, d'une maladie nerveuse inquiétante. Elle avait fréquemment des crises de nerfs pendant lesquelles plusieurs personnes n'arrivaient pas à la tenir.

« Par moments elle semblait ne pas se rendre compte de ce qui se passait autour d'elle, son corps devenait insensible.

« La guérison a été obtenue en 20 séances, etc... »

Julien GAUTIER,
à Vaudelnay-Rillé,
canton de Montreuil-Bellay (M.-et-L.).
(Mars 1904.)

28e Observation. — « J'atteste que M. ALBERT m'a guérie en 25 séances d'une maladie d'estomac et d'une constipation survenues après une inflammation d'intestins que j'avais eue voilà plusieurs années.

« Je ne pouvais rien supporter, ni pain, ni lait, et j'étais des 7 et 8 jours sans aller à la selle. La faiblesse était au point que j'avais dû cesser tout travail.

« C'est après avoir essayé toutes sortes de remèdes que je suis allée trouver M. ALBERT; son traitement a duré 5 mois ; pendant ce temps j'ai eu de mauvais moments. J'ai persisté et je m'en suis trouvée très bien. Voilà un an que j'ai repris mes occupations. »

Louise BRICARD,
à Saint-Sauveur-de-Landemont,
canton de Champtoceaux (M.-et-L.).
(Mars 1904.)

29e **Observation.** — « Je certifie que M. ALBERT a guéri ma femme d'une constipation qui avait résisté à tous les traitements. Elle n'avait pas de sommeil et pouvait à peine s'occuper des soins du ménage tant elle était faible.

« Voilà un an qu'elle est guérie, etc. »

Auguste MORISSON,
à la Montagne (L.-I.).
(Décembre 1904.)

30e **Observation.** — « Je reconnais que M. ALBERT m'a guérie d'un point de côté et d'un commencement de pleurésie en 8 jours. Le médecin que j'avais fait venir m'en avait donné pour 3 mois.

« J'ai pu prendre aussitôt mon travail, etc.. »

Augustine DELAY
rue Chevreuil, 50, Chantenay (L.-I.).
(Mars 1904.)

31e **Observation.** — « Je dois à M. ALBERT la guérison de ma fille qui était atteinte d'une péritonite. A sa consultation du matin le médecin avait déclaré que l'opération était urgente. Désolée je suis allée chercher M. ALBERT qui est venu dans la soirée. Quand le médecin est revenu le lendemain, il n'a pu que dire, en regardant ma fille : Elle est bien mieux, je n'y comprends rien.

« Voila de celà 18 mois et depuis ma fille s'est toujours bien portée. »

Mme MOISSON,
rue Thiers, 48, Angers.
(Janvier 1905.)

32e **Observation.** — « J'étais atteint de rhumatismes qui me tenaient au lit. Je ne pouvais faire aucun mouvement; je souffrais le martyr. J'étais ainsi depuis 15 jours. Voyant que les remèdes ne me faisaient rien on a fait venir M. ALBERT qui m'a remis en 5 séances. J'ai pu reprendre mon travail aussitôt. »

Joseph PICHON,
rue Voltaire, 11, Doulon (L.-I.).
(Mai 1904.)

Comme on le voit dans ces dernières observations, on peut, par le magnétisme, arrêter immédiatement les progrès d'une maladie quand elle est prise au début.

Le mieux est immédiat. La guérison rapide n'est jamais suivie de convalescence.

33e **Observation.** — « Voilà 18 mois que vous m'avez guéri d'une affection de l'estomac, de battements de cœur et d'une grande faiblesse de poitrine.

« J'ai toujours travaillé depuis, etc.. »

Pierre GUIHAL,
à la Justice-de-Saint-Herblin (L.-I.).
(Octobre 1905.)

34e Observation. — « Depuis longtemps je souffrais de la tête qui était toujours brûlante. J'avais essayé bien des remèdes sans pouvoir me soulager. Je suis allé trouver M. ALBERT qui m'a guéri en 12 séances. »

A. POTINIÈRE,
à la Petite-Lande-Rezé (L.-I.).
(Août 1905.)

35e Observation. — « J'étais atteint depuis plus de 15 ans d'une grave affection de l'estomac, compliquée de diabète et de troubles nerveux. Je dormais peu et mal. Grâce aux bons soins de M. ALBERT, qui m'a soigné pendant 6 mois, mon état est satisfaisant, etc. »

A. SECHERON,
1, rue de Coutances, Nantes.
(Avril 1905.)

36e Observation. — « Ma petite fille, d'une faiblesse extrême, souffrait d'une grosseur derrière l'oreille, que les médecins déclaraient de nature tuberculeuse. Tous m'avaient conseillé de la faire opérer.

« Je l'ai conduite che M. ALBERT qui l'a soignée et radicalement guérie en 6 séances ; il ne reste pas la moindre trace de la grosseur. »

DRONNEAU,
au Petit-Village, Saint-Herblain (L.-I.).
(Août 1905.)

37e **Observation.** — « J'étais atteint de rhumatismes qui m'ont tenu sur le lit pendant 3 mois ; j'étais devenu tout ankylosé ; je ne pouvais marcher qu'avec des bâtons. J'ai eu recours à M. ALBERT ; après la 15e séance j'ai pu marcher sans aucun appui et facilement ; après la 35e séance j'ai pu reprendre mon travail, etc. »

HAINCHAUD,
rue Talensac, 14, Nantes.
(Juillet 1905.)

38e **Observation.** — « Depuis 5 ans je souffrais dans la tête ; je n'avais plus de force, plus de goût ; je me laissais aller comme un enfant, qui n'aurait pas encore ses idées. Je ne puis dire les souffrances que j'ai endurées, j'ai demandé bien des fois la mort.

« On m'a menée chez M. ALBERT qui m'a radicalement guérie, etc. »

Mme CREMET,
à Roche-Maurice, Chantenay (L.-I.).
(Août 1905.)

A propos de cette guérison, M. Nicolas, conseiller municipal de Chantenay, qui s'était occupé de faire rentrer Mme Cremet à l'hôpital, m'a adressé une lettre dans laquelle j'extrais les principaux passages :

« Je soussigné, certifie que tous ceux qui connaissent Mme Crémet et qui l'ont vue atteinte depuis plusieurs années d'une si grand faiblesse générale et principalement du cerveau, la considéraient comme perdue.

« Nous sommes tous fort surpris, après l'avoir connue ainsi, de la voir, depuis que vous l'avez soignée, vaquer à ses occupations journalières; l'appétit et la gaieté lui sont revenus, et son cerveau est dans un état aussi satisfaisant que possible, etc ».

NICOLAS, conseiller municipal,
de Chantenay (L.-I.).
(Novembre 1905.)

Cette lettre pourrait à elle seule convaincre les personnes qui pourraient douter ou qualifier d'exagération les dires de la malade.

*
* *

Je m'arrête ici car, bien que je n'en sois qu'à ma 9e année de pratique, il faudrait de gros volumes pour relater les guérisons que j'ai obtenues.

L'incrédulité pas plus que la raillerie ne m'ont parues des obstacles. Je guéris les uns, je laisse dire les autres et je crois bien faire en soulageant ceux qui ont recours à mes soins.

Je rencontre quelquefois des malades n'ayant pas la patience d'attendre, mais il y en a assez qui comprennent, et ceux-là s'en trouvent bien !

On n'est pas louis d'or, on ne peut convenir à tout le monde.

Les malades ne sont pas toujours raisonnables; il arrive que des tuberculeux dans une période trop avancée, des scrofuleux ou autres personnes atteintes d'affections tout à fait incurables, ne se contentent pas toujours du soulagement qu'on leur donne, bien qu'ils aient suivi avant bien des traitements sans pouvoir obtenir la moindre amélioration. Alors dans ce cas je les prie de comparer ce qu'ils obtiennent par mes soins, à ce qu'ils ont obtenu avant. Beaucoup finissent par comprendre, d'autres me laissent pour essayer ailleurs, et de ceux-là, j'en ai vu revenir après s'être rendu compte que l'on ne peut pas trouver mieux.

Le magnétisme est le dernier recours des malades chroniques et des désespérés !

Je suis né pour soulager ceux qui souffrent. Poussé comme par une voix mystérieuse, j'ai appris à me servir de cette *force inconnue* dont je dispose; je m'en sers pour le bien de l'humanité.

Je suis né magnétiseur, comme on naît peintre ou musicien.

Chacun, dans la vie, a un rôle tracé d'avance qui doit *être écrit* quelque part.

Jusqu'à présent j'ai toujours réussi, je suis de ceux qui croient que tout est pour le mieux dans ce monde.

On dit que je suis né sous la *bonne Étoile*. Quant à moi je crois seulement avoir choisi le rôle le plus en rapport avec mes dispositions.

Je ne cherche pas la fortune, qui ne me servirait à rien. Je ne vivrai pas vieux, *c'est écrit dans ma main*.

ALBERT.

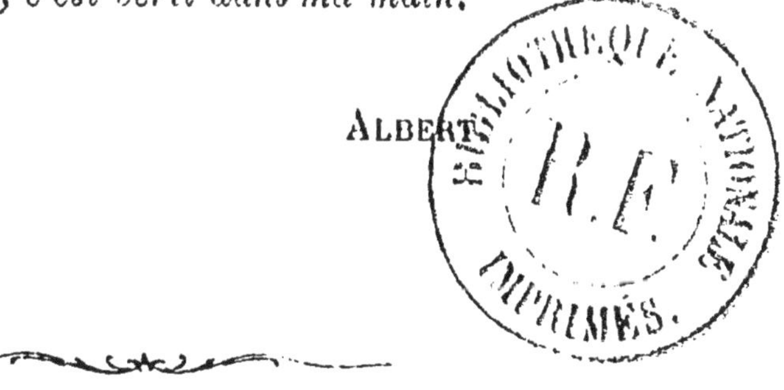

ANGERS. — IMPRIMERIE A. BURDIN ET Cie, RUE GARNIER, 4.

262

www.ingramcontent.com/pod-product-compliance
Ingram Content Group UK Ltd.
Pitfield, Milton Keynes, MK11 3LW, UK
UKHW021005200726
13857UKWH00004B/1273

9 782012 855700